Kinder und Jugendliche in der COVID-19-Pandemie

I0130247

Kinder und Jugendliche in der COVID-19-Pandemie

Perspektiven aus Praxis und Wissenschaft

Herausgegeben von
Anne Oommen-Halbach, Simone Weyers und
Maria Griemmert

d|u|p
düsseldorf university press

Diese Publikation wurde finanziell unterstützt durch das Jugendamt der Landeshauptstadt
Düsseldorf.

Landeshauptstadt Düsseldorf
Jugendamt

ISBN 978-3-11-075953-2
e-ISBN (PDF) 978-3-11-076036-1
e-ISBN (EPUB) 978-3-11-076041-5
DOI https://doi.org/10.1515/9783110760361

(cc) BY-NC-ND

Dieses Werk ist lizenziert unter der Creative Commons Namensnennung – Nicht kommerziell –
Keine Bearbeitung 4.0 International Lizenz. Weitere Informationen finden Sie unter http://
creativecommons.org/licenses/by-nc-nd/4.0/.

Library of Congress Control Number: 2021949858

Bibliografische Information der Deutschen Nationalbibliothek
Die Deutsche Nationalbibliothek verzeichnet diese Publikation in der Deutschen
Nationalbibliografie; detaillierte bibliografische Daten sind im Internet über
http://dnb.dnb.de abrufbar.

© 2022 bei den Autoren, Zusammenstellung © 2022 Anne Oommen-Halbach, Simone Weyers
und Maria Griemmert, Walter de Gruyter GmbH, Berlin/Boston
Dieses Buch ist als Open-Access-Publikation verfügbar über www.degruyter.com.
d|u|p düsseldorf university press ist ein Imprint der Walter de Gruyter GmbH

Umschlaggestaltung: © freshidea – stock.adobe.com
Satz: le-tex publishing services GmbH, Leipzig
Druck und Bindung: CPI books GmbH, Leck

dup.degruyter.com

Heiner Fangerau
Geleitwort

Die Jahre 2020 und 2021 waren keine einfachen Jahre für viele Kinder und Jugendliche. Schulschließungen, Fernunterricht, das Sperren von Sport- und anderen Freizeiteinrichtungen sowie persönliche Kontaktverbote haben in der COVID-19 Pandemie gerade Kinder und Jugendliche sehr getroffen. In Informationskampagnen wurden sie zum Teil kindgerecht mit kleinen Filmchen zum Durchhalten im Sinne der Sache aufgerufen, doch scheint es, als seien sie politisch, medial und im gesamtgesellschaftlichen Bewusstsein etwas in den Hintergrund getreten, nachdem klar wurde, dass sie weniger an der neuartigen Virusinfektion versterben würden als ältere Erwachsene.

Der Eindruck verschärfte sich, als in komplett anderen Kontexten als der Pandemie zumindest symbolisch der Stellenwert von Kindern in der Gesellschaft in Frage gestellt wurde. Hatte die so genannte Große Koalition, die im 19. Deutschen Bundestag zusammen die Mehrheit stellte, noch vereinbart, Kinderrechte ins Grundgesetz aufzunehmen, so scheiterte diese Initiative am Ende der Legislaturperiode. Als die Bundesministerin für Familie, Senioren, Frauen und Jugend im Mai 2021 wenige Monate vor der Wahl zurücktrat, gab es keine eigene Nachfolge. Vielmehr wurde der Justizministerin das für Kinder zuständige Ministerium kommissarisch übergeben. Es ist eine hypothetische und damit unnütze Frage, aber man kann sich vorstellen, wie die Debatte verlaufen wäre, wenn Kinder oder zumindest Jugendliche wählen dürften.

Kinderrechte standen also sowohl im realen Leben als auch in der politischen Debatte 30 Jahre nach der Verabschiedung der Kinderrechtskonvention der Vereinten Nationen am 20. November 1989 auf dem Prüfstand – dieses Mal allerdings vor dem Hintergrund seuchenpolitischer Rahmenbedingungen.

Diese Rahmenbedingungen stellten neue Fragen an die Kindheit und den Umgang mit Kindern und Jugendlichen. Gerne werden Seuchen historisch miteinander verglichen und auch die Rolle, die Kinder und ihre Rechte in der Vergangenheit eingenommen haben, lassen sich für Vergleiche heranziehen. Im Zentrum solcher Vergleiche stehen Probleme der sozialen Ungleichheit, der Gerechtigkeit oder des medizinischen Kinderschutzes. Wichtig ist es bei solchen Vergleichen im Blick zu behalten, dass die heutigen wirtschaftlichen, politischen und gesellschaftlichen Rahmenbedingungen je nach zeitlicher Entfernung nur höchst bedingt denen vergangener Seuchen entsprechen. So zeichnet sich etwa der heutige Gerechtigkeitsdiskurs in Deutschland dadurch aus, dass er sich in den letzten Jahren mehr und mehr Fragen der Chancen- und Teilhabegerechtigkeit zugewandt hat. Das bedeutet wiederum, dass der Umgang mit Kindern und ihren Rechten ge-

https://doi.org/10.1515/9783110760361-201

nau diese Formen der Gerechtigkeit heute anders in den Blick nehmen muss als dies noch vor 100 Jahren während der Spanischen Grippe der Fall war.

Wie es um Kinder, ihre Teilhabe, ihre Rechte und ihre Chancen in der aktuellen Pandemie bestellt ist, sollte im Rahmen einer Veranstaltungsreihe diskutiert werden, die Dr. Anne Oommen-Halbach und Dr. Maria Griemmert vom Institut für Geschichte, Theorie und Ethik der Medizin und Dr. Simone Weyers vom Institut für Medizinische Soziologie der Heinrich-Heine-Universität Düsseldorf im Frühjahr 2021 gemeinsam ausgerichtet haben. Hierzu haben sie verschiedene Akteurinnen und Akteure aus der Kinderforschung, Kinder- und Jugendhilfe, Medizin, Psychologie und Soziologie sowie betroffene Familien und Jugendliche selbst eingeladen, um interdisziplinär Impulse zu sammeln und in einen Austausch zu treten.

Die Vorträge finden sich nun in diesem Band, der damit einen dreifachen Charakter hat. Er ist auf der einen Seite eine Dokumentation des Diskussionsstandes um Kinderrechte und -gesundheit während der noch laufenden Pandemie. Gleichzeitig bietet er Analysen und Retrospektiven, die Kinder, ihre Rechte und ihre Gesundheit in Zeiten der Pandemie untersuchen, einordnen und deuten. Zum Dritten ist er ein kleiner Appell: Wie eingangs geschildert, erhalten Kinder und Jugendliche in der Gesellschaft der Bundesrepublik Deutschland nach meiner Meinung nicht die Aufmerksamkeit, die sie verdienen. Ihre gesellschaftliche Teilhabe und die Wahrung ihrer Entwicklungschancen sollten in meinen Augen ein zentrales Ziel deutscher Politik sein. Hier leistet nun der Band einen dankenswerten Beitrag! Das Buch und die vorhergegangene Veranstaltungsreihe tragen mit dazu bei, Kinder und Jugendliche bzw. ihre Belange im Gespräch zu halten. Hierfür danke ich den drei Initiatorinnen von Herzen und ich wünsche dem Band eine möglichst weite Verbreitung.

Oktober 2021

Nico Dragano

Grußwort

Die COVID-19-Pandemie hat vielfältige Auswirkungen auf die Gesundheit der Bevölkerung. Zuvorderst sind das die vielen Erkrankungsfälle aufgrund von Infektionen mit dem neuartigen Coronavirus. Hinzu kommen indirekte Gesundheitsfolgen der vielfältigen Konsequenzen der Pandemie für alle Lebensbereiche. Sie sind oftmals weniger offensichtlich, jedoch gleichermaßen bedeutsam. Wenn sich die Lebensbedingungen von Menschen fundamental ändern, wie dies insbesondere während der hohen Inzidenzen der pandemischen Wellen der Fall war, kann dies Auswirkungen auf ihre Gesundheit haben. Beispielsweise dann, wenn die Angst um den Arbeitsplatz zu einer Belastung wird, Arztbesuche aus Angst vor einer Infektion verschoben werden, in der häuslichen Isolation sozialer Kontakt und damit psychische Stabilität fehlt oder regelmäßige körperliche Bewegung wegfällt.

Kinder und Jugendliche sind von diesen Folgen, den direkten als auch den indirekten, genauso betroffen wie Erwachsene. Allerdings unterscheidet sich das Ausmaß der Risiken. In manchen Fällen sind junge Menschen im Vorteil. Das gilt zuvorderst für die Infektion selber, die bei ihnen deutlich seltener schwere Verläufe nimmt (auch wenn das Risiko nicht bei Null liegt). Hinsichtlich anderer Faktoren sind sie aber besonders belastet. Bewegungsmangel, Ängste und vor allem soziale Isolation wirken bei einem jungen Menschen anders als bei Erwachsenen. Sowohl die körperliche als auch die psychische Entwicklung sind bei ihnen noch im Gange und Störungen der natürlichen Entwicklungen, das zeigen viele Langzeitstudien, können nicht nur akut zu Erkrankungen führen, sondern auch langfristige Folgen für die Gesundheit bis ins hohe Alter haben.

Es ist also unbedingt notwendig, sich ernsthaft und dringend mit der Gesundheit von Kindern und Jugendlichen in der Pandemie zu beschäftigen. Gefragt sind Forschung und Praxis. Die Forschung hat die Aufgabe, gesundheitliche Folgen frühzeitig zu erkennen, zu erklären und Lösungsmöglichkeiten vorzuschlagen. Die Praxis, zu der sowohl die politischen Entscheider:innen, die Verwaltungen, die Bildungseinrichtungen und die vielen weiteren Akteure vom Gesundheitssystem bis zu den Vereinen gehören, muss alles dafür tun, Schaden von Kindern und Jugendlichen abzuwenden. Ob das in ausreichendem Maß geschehen ist, erscheint fraglich. Um für unseren Bereich zu sprechen: In der Gesundheitsforschung werden Kinder aus unterschiedlichen Gründen bislang zu wenig wahrgenommen.

Umso erfreulicher ist es, dass mit der interdisziplinären Arbeitsgruppe „Kinder und Jugendliche in der Pandemie" am Centre for Health and Society des Universitätsklinikums Düsseldorf Initiative ergriffen wurde. Unter anderem wurde

https://doi.org/10.1515/9783110760361-202

eine Serie digitaler Fachgespräche durchgeführt, bei denen Wissenschaft, Praxis und Familien gemeinsam das Thema diskutiert haben. Diese Veranstaltungen sind die Grundlage für den vorliegenden Band. Mit einem ganzheitlichen Blick auf die Gesundheit von Kindern und Jugendlichen in der Pandemie und den vielfältigen Schilderungen der Referierenden aus Praxis und Wissenschaft werden Versorgungs- und Forschungslücken herausgearbeitet und Chancen für Interventionen aufgezeigt. Es ging dabei weniger um eine letztgültige Bewertung, sondern um eine Sondierung. Daher hat auch Unfertiges und noch nicht in der nötigen wissenschaftlichen Gründlichkeit Erforschtes Eingang gefunden. Ich freue mich, dass der Tagungsband ermöglicht, die Ergebnisse des Symposiums einer breiteren Öffentlichkeit zugänglich zu machen und in die kritische Diskussion zu bringen. Mein Dank hierfür geht insbesondere an die engagierten Forscherinnen (insb. die Doktores Simone Weyers, Anne Oommen-Halbach und Maria Griemmert) an den Instituten für Medizinische Soziologie und für Geschichte, Theorie und Ethik der Medizin, die diese Initiative entscheidend vorangetrieben haben.

Stephan Glaremin
Grußwort

Die Corona-Pandemie hat das Leben von Kindern, Jugendlichen, jungen Erwachsenen und Familien verändert und nachhaltig geprägt. Sie wirkt durch die Herausforderungen nach Monaten der Schulschließungen, Kontaktbeschränkungen und des Aussetzens von Freizeitangeboten nahezu wie ein Brennglas. Wir erleben, wie die ganze Bandbreite der kindlichen, jugendlichen und familiären Lebenswelten beeinträchtigt wurde und weiterhin wird. Manche Erfahrung kann nicht nachgeholt werden.

Wie können wir Aufwachsen mit Bildungsgerechtigkeit, psychische Gesundheit und biographische Übergänge vor diesem Hintergrund so verlässlich und systemübergreifend gestalten, dass der gesellschaftliche Zusammenhalt insgesamt, vor allem aber die Rechte von jungen Menschen auf Gesundheit, Bildung und Beteiligung in der zugehörigen Auseinandersetzung einen höheren Stellenwert erfahren?

Als Jugendamt der Landeshauptstadt Düsseldorf sehen wir es als unsere Aufgabe, die negativen Begleiterscheinungen der Pandemie für das Leben aller jungen Menschen und deren Familien in den Blick zu nehmen und geeignete Angebote und Hilfestrukturen zu schaffen. Hierzu haben wir ein interdisziplinäres, ämter- und trägerübergreifendes Fachgremium gegründet, das in die gesamtstädtische Präventionsstrategie und -planung eingebunden ist und das gemeinsame Ziel verfolgt, Folgen der Corona-Pandemie für Kinder, Jugendliche, junge Erwachsene und Familien abzumildern. Hinsichtlich der zugehörigen Forschung zur Identifizierung notwendiger Bedarfe und Versorgungslücken besteht eine enge Kooperation mit der Universität Düsseldorf. Ein besonderes Augenmerk legen wir darauf, dass die durch die Corona-Pandemie verstärkte Gefährdungslage soziale Ungleichheiten noch sichtbarer macht. Sie fordert uns einmal mehr dazu auf, Präventionsangebote trotz drohender finanzieller Kürzungen gerade in dieser Zeit bedarfsorientiert anzubieten und speziell bei sozial benachteiligten Familien gezielt einzusetzen.

Mit dem Ausbau kommunaler Präventionsketten haben wir uns in Düsseldorf ein hohes Ziel gesetzt: Junge Menschen sollen unabhängig von ihrer sozialen Lage keine Benachteiligung in den Dimensionen Bildung, Gesundheit, Erziehung und Teilhabe erfahren. Dazu sollte die Präventionskette so lückenlos wie möglich sein und an den relevanten Stellen geschlossen werden. Der Fahrplan dorthin ist für uns und alle an Prävention beteiligten Sektoren und engagierten Akteure in Düsseldorf das politisch beschlossene „Konzept Prävention U27".

https://doi.org/10.1515/9783110760361-203

Wir freuen uns, dass wir in das 2. Symposium zu Kinderrechten und Kinderschutz eingebunden waren, die Kernbotschaften der einzelnen Vorträge dem Jugendhilfeausschuss vorstellen konnten und sie für weitere Prozesse im Rahmen der Umsetzung kommunaler Präventionsketten nutzen dürfen. Mit der Finanzierung der vorliegenden Publikation möchte das Jugendamt die Fragestellungen und Lösungsansätze des Symposiums der (Fach-)Öffentlichkeit zur Verfügung stellen. Dies soll dazu beitragen, dass Heranwachende und ihre Familien in Düsseldorf chancengerecht und gelingend aufwachsen können.

Anne Oommen-Halbach, Simone Weyers und Maria Griemmert

Vorwort

Das *Düsseldorfer Symposium zu Kinderrechten und Kinderschutz* wurde als Veranstaltungsreihe ins Leben gerufen, um den Austausch und die Vernetzung interdisziplinärer Expertinnen und Experten zu Themen des Kinderschutzes und der Kinderrechte regional in Düsseldorf zu fördern und zugleich einen Wissenstransfer in die Öffentlichkeit zu ermöglichen. Den Anlass für das erste Symposium bot der 30. Jahrestag der Verabschiedung der Kinderrechtskonvention der Vereinten Nationen am 20. November 2019. Diese erste international völkerrechtlich bindende Übereinkunft über die Rechte des Kindes wird auch heute noch als wesentlicher Motor einer internationalen Kultur der Kinderrechte angesehen. Im Zentrum des ersten Symposiums standen die im Alltag noch oft verletzten Rechte der Kinder auf Selbstbestimmung, Gesundheit und den Schutz vor Gewalt. Historische Aspekte und praktische Alltagsfragen im Umgang mit Kindern insbesondere in medizinischen, psychologischen, (medizin)soziologischen und (sozial)pädagogischen Kontexten wurden hierbei vorgestellt und öffentlich diskutiert. Dabei leistete das Symposium einen Beitrag zum *Kinderrechtejahr 2019 in Düsseldorf*, das von einem breiten Aktionsbündnis kommunaler, kirchlicher und anderer Träger veranstaltet und getragen wurde.

Nur wenige Monate später stellten sich viele der damals diskutierten Fragen in einem anderen Licht dar, denn die Lebenswelten von Kindern und Jugendlichen wurden durch die COVID-19-Pandemie radikal verändert. In medizinischer Hinsicht gab es zunächst Entwarnung: Kinder und Jugendliche hatten und haben häufig asymptomatische oder klinisch milde Erkrankungsverläufe, Todesfälle sind extrem selten. Allerdings mehrten sich im Laufe der Zeit die Anzeichen über die Folgen der Infektionsschutzmaßnahmen wie Schließungen von Bildungs-, Betreuungs- und Sporteinrichtungen und Gebote der sozialen Distanzierung während der sog. *Lockdowns*.

Ab dem Frühjahr 2021 wiesen Studien und Berichte auf einen zunehmenden Anteil psychisch belasteter Kinder und Jugendlicher hin. Dabei schien die schulische Situation gegenüber den ersten pandemischen Monaten doch deutlich verbessert: Die Schulen zeigten sich (leidlich) auf Distanzunterricht vorbereitet, überwiegend waren Technik und Lernplattformen implementiert worden, die ein Lernen von zu Hause aus garantieren sollten. Die Schließungen von Schulen und Kindertagesstätten reduzierten sich im gesellschaftlich-politischen Diskurs so vielfach zur reinen Organisationsfrage der Familien. Empirische Alltagsbeobachtungen zeigten hingegen, dass die veränderten Lebensbedingungen während der Pandemie sowohl die psychische und physische Gesundheit als auch die psycho-

https://doi.org/10.1515/9783110760361-204

soziale und motorische Entwicklung von Kindern und Jugendlichen beeinflussen. Insbesondere für Kinder mit spezifischen Bedürfnissen, etwa aufgrund einer Behinderung oder einer chronischen Erkrankung, für Kinder aus sozioökonomisch benachteiligten Familien und für Kinder mit geringen Deutschkenntnissen waren (und sind) die Folgen der pandemiebedingten Lebenseinschränkungen noch nicht absehbar. Auch die Sicht von Kindern und Jugendlichen selbst blieb medial und politisch unterrepräsentiert – obwohl die Maßnahmen des Infektionsschutzes gerade für diese und ihre Familien besonders herausfordernd waren.

Vor dem Hintergrund dieser Situation hatte das *2. Düsseldorfer Symposium zu Kinderrechten und Kinderschutz* daher zum Ziel, die aktuellen Lebenswelten und spezifischen Problemlagen von Kindern und Jugendlichen zu beleuchten. Hierzu wurden Expertinnen und Experten aus den Bereichen Kinderschutz, Recht, Jugendhilfe, (Sozial-)Pädagogik und Soziale Arbeit, Medizin, Sportwissenschaften, Psychologie, Soziologie, Medizingeschichte und Medizinethik befragt. Dabei kamen auch Vertreter:innen der betroffenen Gruppen selbst – also Jugendliche und Familien – zu Wort. Die vier digitalen öffentlichen Fachgespräche zwischen dem 10. März und dem 29. April 2021 hatten zum Ziel, den interdisziplinären und überwiegend regionalen Erfahrungsaustausch zu fördern, Wissen zu bündeln sowie Versorgungs- und Forschungslücken zu identifizieren und zu adressieren. Die methodisch und perspektivisch vielfältigen Erfahrungsberichte, Studienergebnisse und Lösungsstrategien aus Praxis und Forschung wurden mit zahlreichen Teilnehmenden diskutiert. Im vorliegenden Band werden sie nun einer breiteren Öffentlichkeit zugänglich gemacht.

Die Arbeitsgruppe von *Esther Schäfermeier* und *Alexandru Agache* von der Hochschule Düsseldorf stellen die Ergebnisse ihrer Umfragestudie zu Belastungen und Veränderungen des Familienalltags während und nach dem ersten Lockdown dar. Hierbei können sie eine Abnahme der Lebenszufriedenheit und eine Zunahme von Stress, Sorgen und Belastungen insbesondere bei alleinerziehenden und finanziell belasteten Eltern nachweisen. Doch auch Hinweise auf positive Effekte, etwa einen in vielen Familien beschriebenen vermehrten Zusammenhalt während der Pandemie, gehören zu den Ergebnissen ihrer Studie.

Die (Mit-)Begründerinnen der Initiative #lautfürfamilien, *Nele Flüchter* und *Nicole Reese*, beklagen die vielfältigen Probleme, mit denen sich Familien und vor allem die Kinder durch die politischen Maßnahmen zum Infektionsschutz konfrontiert sehen und problematisieren diese aus einer familiären Perspektive und in juristischer Hinsicht.

Als Stimme der Landesschüler*innenvertretung NRW beschreibt *Johanna Luisa Börgermann* die aus der Pandemiepolitik resultierenden Probleme und Ungleichheiten, mit denen sich Schülerinnen und Schüler konfrontiert sehen. Diese müssten seitens der politischen Entscheidungsträger zügig benannt und nachhaltig bekämpft werden. Eine verstärkte Mitsprachemöglichkeit für Kinder und Jugendliche erscheint der Autorin dabei unabdingbar.

Menno Baumann von der Fliedner-Fachhochschule Düsseldorf stellt aus seiner pädagogischen Perspektive die Bedürfnisse von Jugendlichen in einem durch Infektionsschutzmaßnahmen veränderten Alltag dar. Hierbei verdeutlicht er die bio-psycho-sozialen Einflüsse der Pandemie auf Jugendliche als ein komplexes Ineinandergreifen von psycho-sozialen Risiken einerseits und Ressourcen und Erleichterungen andererseits. Aus dieser differenzierten Betrachtung heraus kann er konkrete gesellschaftliche Forderungen ableiten, die den Alltagsbedürfnissen von Jugendlichen Rechnung tragen.

Ulrich Deinet von der Hochschule Düsseldorf stellt Chancen und Herausforderungen für die Offene Kinder- und Jugendarbeit (OKJA) aus Sicht der Einrichtungen dar. Zwar profitiere die OKJA von einem Digitalisierungsschub, sie müsse in der kommenden Zeit aber auch Herausforderungen bewältigen, um ihren Prinzipien von Offenheit, Sozialraumorientierung oder Partizipation gerecht werden zu können.

Aus der kinderärztlichen Praxis berichtet *Christian Nonhoff*: Den normalen Entwicklungen in den Lebensphasen des Kleinkindes stellt er schlaglichtartig die von ihm beobachteten Veränderungen im Verhalten der Kinder und Eltern und die Störfaktoren durch die Pandemie gegenüber.

Simone Weyers von der Heinrich-Heine-Universität Düsseldorf stellt dar, dass soziale Ungleichheiten in der kindlichen Entwicklung und Gesundheit zwar schon vor der Pandemie beobachtet wurden. Da sozioökonomisch belastete Kinder während der Pandemie besonders häufig von finanziellen, psychosozialen und verhaltensbezogenen Risikofaktoren belastet waren, könnten gesundheitliche Ungleichheiten allerdings noch zunehmen.

Aus dem Sachgebiet Kinder- und Jugendgesundheit des Gesundheitsamtes der Landeshauptstadt Düsseldorf berichtet *Renate Bredahl*. Sie zeigt erste empirische Belege für Veränderungen im Gesundheitszustand der Kinder im Zuge der Pandemie, wonach Erstklässler:innen 2021 im sozialpädiatrischen Entwicklungsscreening schlechter abschneiden als die Vergleichsgruppe im Vorjahr.

Christine Joisten von der Deutschen Sporthochschule Köln fokussiert in ihrem Beitrag auf das Bewegungsverhalten der Kinder. Sie skizziert die aktuelle Datenlage im Kontext der Pandemie und verweist darauf, dass die Gestaltung von Lebenswelten und Bewegungsräumen nach wie vor eine wichtige gesamtgesellschaftliche Aufgabe sei.

Die Arbeit in einer Beratungsstelle des Jugendamtes Düsseldorf beleuchtet *Birgit Mewes*. Anhand von Fallbeispielen illustriert sie, welche Probleme bei Kindern und ihren Familien in der Pandemie aufgetreten seien und wie Jugend- und Elternberatung diesen begegnen könne.

Dominik Wulf thematisiert aktuelle Entwicklungen des Kinderschutzes aus der Perspektive der Kinderschutzgruppe des Universitätsklinikums Düsseldorf. Hierbei stellt er die institutionellen Möglichkeiten im neu eröffneten Childhood-Haus Düsseldorf vor, das als kindgerechter Anhörungsraum die Zusammenarbeit der im Kinderschutz tätigen Fachdisziplinen optimiert.

Das Spektrum medialer Berichterstattung über Kinder und Jugendliche in den ersten Monaten der Pandemie untersucht *Maria Griemmert* von der Heinrich-Heine-Universität. Sie fragt nach medialen Schwerpunktsetzungen, gängigen Narrativen und blinden Flecken der medialen Repräsentation von kinder- und jugendrelevanten Themenfeldern zu Beginn der COVID-19-Pandemie.

Der abschließende Beitrag von *Anne Oommen-Halbach* von der Heinrich-Heine-Universität beleuchtet den aktuellen Diskurs um die Verankerung von Kinderrechten im deutschen Grundgesetz vor dem Hintergrund seiner historischen Entwicklung. Hierzu stellt sie Entwicklungslinien und Protagonisten der Kinderrechtsbewegung insbesondere im 20. Jahrhundert dar.

Die den Beiträgen dieses Buches zugrundeliegenden Vorträge sind entstanden unter dem unmittelbaren Eindruck des pandemischen Winters und Frühjahrs 2020/21, in dem für weite Teile der Bevölkerung noch keine Impfung gegen COVID-19 möglich war und der Regelbetrieb von Schulen und Kindertagesstätten zwischen Mitte Dezember 2020 und (mindestens) Mai 2021 ausgesetzt war. Sie können insofern als eine Art *Schlaglicht* und *Stichprobe* einiger identifizierter fachlicher Problemfelder und gesellschaftlicher Diskurse dieses spezifischen Zeitpunktes in der Pandemie verstanden werden und erheben keinen Anspruch auf Vollständigkeit.

In dem halben Jahr bis zur Drucklegung dieses Buches im Winter 2021 ist viel geschehen: Zum zweiten Mal ist ein Schuljahr unter Infektionsschutzbedingungen gestartet, weite Teile der erwachsenen Bevölkerung sind geimpft, es liegen neue Daten und Studien vor, so z. B. zu Fragen der Kindergesundheit, zum Ertrag des Home-Schoolings oder der Lebenszufriedenheit von Jugendlichen unter Pandemiebedingungen. Dabei bestätigen neue Daten des Statistischen Bundesamtes die Befürchtungen der Expert:innen (vgl. den Beitrag von Dominik Wulf in diesem Band) bezüglich eines deutlichen Anstiegs der Kindeswohlgefährdungen im Jahr 2020; zugleich dominiert die Ankündigung eines Impfstoffs für 5- bis 12-Jährige die mediale Berichterstattung über Kinder.

Nichtsdestoweniger haben die durch das Symposium gebündelten Erkenntnisse (über-)regionaler Fachleute eine über das Tagesgeschehen hinausreichende Relevanz: Sie zeigen, wie die verschiedenen Disziplinen den Lockdown erlebt und – in Bezug auf ihre jugendlichen Klienten und Patienten – auch gelebt haben, welche Strategien und Maßnahmen zur Neu- oder Selbst-Organisation getroffen wurden und welche Handlungsfelder noch mehr der politischen und gesellschaftlichen Aufmerksamkeit bedürfen. Insbesondere der letzte Punkt bleibt hochaktuell: In den vergangenen Monaten wurde eine Vielzahl von Daten generiert, es wurden Interventionen und Aufholprogramme aufgelegt und neuerlichen Schulschließungen politische Absagen erteilt. Trotz dieser begrüßenswerten Aufbruchstimmung rufen die Beiträge in Erinnerung, dass es nach wie vor gesellschaftlich und politisch vernachlässigte Personengruppen gibt. Insbesondere Kinder und Jugendliche, die aufgrund einer gesundheitlichen und/oder sozialen Disposition marginalisiert werden, haben in besonders schwerwiegendem Maße unter den Kontaktbeschränkungen und anderen Maßnahmen des Infektionsschutzes gelitten und bedürfen dringend der besonderen gesellschaftlichen Hilfe und Solidarität. Bislang bleiben ihre Bedürfnisse und ihr Recht auf Teilhabe und Mitsprache gesellschaftlich unterrepräsentiert. Auch gedankenlose politische Vorstöße der jüngsten Vergangenheit (wie z. B. regionale 2G-Regelungen ohne vorgesehene Ausnahmen für Unter-12-Jährige, für die es zu diesem Zeitpunkt allerdings nicht einmal einen zugelassenen Impfstoff gab) zeigen, dass Fragen der Kinderrechte und des Kinderschutzes weiterhin unserer besonderen Aufmerksamkeit bedürfen.

Die Durchführung des Symposiums ist ein Beispiel für eine gelungene Kooperation zwischen Wissenschaft und Praxis. So wurden zunächst von den Autorinnen und Autoren der einzelnen Vorträge die folgenden praktisch-relevanten Erkenntnisse und Empfehlungen abgeleitet und am 11. Mai im Düsseldorfer Jugendhilfeausschuss sowie am 9. Juni 2021 im Ausschuss für Gesundheit und Soziales vorgestellt:

- Die Zunahme des familiären Stresses hat einen erhöhten Beratungs- und Unterstützungsbedarf aller Familien zur Folge.
- Sozioökonomisch benachteiligte Kinder und Familien, in denen ein Elternteil alleinerziehend ist, erfahren eine Mehrbelastung und sollten besonders beachtet werden.
- Kinder und Jugendliche mit seelischen Problemen sind durch die Pandemie(folgen) besonders belastet und benötigen eine an ihre individuellen Bedürfnisse angepasste Förderung.
- Alle Kinder, insbesondere Kinder mit Behinderungen, brauchen einen strukturierten Tagesablauf.
- Biographische Übergänge (z. B. in frühe Elternschaft, Kindertagesstätte, Schule oder Beruf) sind besonders sensible Phasen und müssen verstärkt begleitet werden.
- Die gute Erreichbarkeit von Fachkräften hat enormen Einfluss auf gelingende Interventionen.
- Kinderbetreuung, Home-Schooling und Notbetreuung benötigen verlässliche und systemübergreifende Konzepte.

- Einem geregelten (Schul-)Alltag und offenen Schulen kommt eine Schlüsselrolle für das psychosoziale Wohlergehen von Kindern und Jugendlichen zu.
- Um Bildungsungleichheiten auszugleichen, sollten Schülerinnen und Schüler an der Umgestaltung von Schulen partizipativ mitarbeiten.
- Kinder, Jugendliche und junge Erwachsene sollten in relevanten Gremien stärker (stell)vertreten sein.
- Kinder, Jugendliche und junge Erwachsene benötigen Kontakt mit Gleichaltrigen, um soziale Fähigkeiten zu erlernen. Hierzu sollten entsprechende Angebote gemacht werden (z. B. in der Offenen Kinder- und Jugendarbeit, Jugendverbandsarbeit und Vereinsarbeit).
- Lebenswelten sollten so ausgestaltet werden, dass sie Kinder und deren Familien zu (mehr) Bewegung einladen.
- Die mediale Berichterstattung in Deutschland zu Kindern und Jugendlichen in der Pandemie fokussiert auf die Gefahr, die von Kindern ausgeht. Dies verstellt den Blick auf die Bedarfe, Bedürfnisse und Rechte dieser vulnerablen Gruppe.
- In der gesellschaftlichen Auseinandersetzung mit der Pandemie sollten Kinderrechte (v. a. Recht auf Bildung, Recht auf Beteiligung, Recht auf psychische und physische Gesundheit – vergleiche Kinderrechtskonvention) einen höheren Stellenwert erlangen.

Diese Ergebnisse wurden und werden im Rahmen der Präventionsstrategie *Präventionskonzept U27* der Landeshauptstadt Düsseldorf genutzt. Die ämter- und trägerübergreifende Strategie hat das Ziel, Kindern, Jugendlichen und jungen Erwachsenen chancengerechtes und gelingendes Aufwachsen zu ermöglichen (www.duesseldorf.de/jugendamt/wir/fth/duesseldorfer-praeventions ketten.html).

An dieser Stelle möchten wir uns herzlich bei allen Autorinnen und Autoren dieses Bandes bedanken. Zugleich gilt unser Dank den beteiligten Akteurinnen und Akteuren im Jugendamt der Landeshauptstadt Düsseldorf, die die vorliegende Publikation durch ihr Interesse und ihre finanzielle Unterstützung ermöglicht haben.

Die Beiträge des Sammelbandes stellen die Meinungen der jeweiligen Autorinnen und Autoren dar und spiegeln nicht grundsätzlich die Haltungen der Herausgeberinnen wider.

Inhalt

Esther Schäfermeier, Laurin Bremerich, Yvonne Gormanns und Alexandru Agache

Familienalltag in Zeiten von Corona: Zur Betreuung von Kindern und Stress von Familien

Die Arbeitsgruppe zur Familienforschung hat sich an der Hochschule Düsseldorf im Fachgebiet Psychologie vor Beginn des ersten Lockdowns konstituiert. Ursprünglich sollten Väter und ihre Rolle für die kindliche Entwicklung im Fokus der Forschung stehen. Durch die Corona-Krise hat sich der Schwerpunkt auf die Auswirkungen der Pandemie auf Familien mit Kindern verschoben. Dazu wurden und werden verschiedene Online-Umfragen von unserer Arbeitsgruppe durchgeführt.

1 Einleitung und Fragestellung

Der Alltag der Menschen in Deutschland veränderte sich im März 2020 aufgrund der weltweiten Corona-Pandemie und der damit einhergehenden Einschränkungen zur Vermeidung der Ausbreitung des Virus erheblich. Besonders betroffen von diesen Veränderungen waren Familien mit minderjährigen Kindern. Im März 2020 wurde deutschlandweit der erste sogenannte Lockdown ausgerufen. Eltern und Kinder waren plötzlich auf ihr häusliches Umfeld begrenzt und der Kontakt zu Großeltern sowie anderen Verwandten, Freund:innen und Bekannten wurde unterbrochen.

Während anfangs davon ausgegangen wurde, dass sich die allgemeine Situation bald verbessern und die bisherigen Einschränkungen wegfallen werden, war dies letztlich nicht der Fall: Es folgten sowohl im Jahr 2020 als auch im Jahr 2021 weitere Lockdowns und unterschiedlichste Maßnahmen zur Pandemieeindämmung (Steinmetz et al. 2021) mit direkten Konsequenzen für den Familienalltag. Kontaktbeschränkungen wurden ausgerufen und Bildungs-, Betreuungs-, Sport-, Freizeit- sowie Kulturangebote entfielen. Bildungseinrichtungen konnten über längere Zeiträume nur im Rahmen einer Notbetreuung vorwiegend von Kindern besucht werden, deren Eltern sogenannte *systemrelevante Berufe* ausübten. Zu den systemrelevanten Berufen gehörten beispielsweise Berufstätige aus dem Gesundheitssektor oder dem Lebensmittelhandel. Nach Wiederaufnahme des Schulbetriebs erfolgte dieser auch nicht immer in Präsenz, sondern häufig im Distanzunterricht, bei dem die Schüler:innen den Unterrichtsstoff zu Hause mittels diverser medialer Tools (z. B. Videokonferenzen, Lernplattformen) vermittelt

ə Open Access. © 2022 Esther Schäfermeier, Laurin Bremerich, Yvonne Gormanns, Alexandru Agache
[CC] BY-NC-ND Dieses Werk ist lizenziert unter der Creative Commons Attribution-NonCommercial-NoDerivatives 4.0 Lizenz.
https://doi.org/10.1515/9783110760361-001

bekamen, bzw. sich eigenständig aneignen mussten. Dabei waren viele, vor allem jüngere Schüler:innen, auf die Unterstützung der Eltern angewiesen.

Doch nicht nur der Alltag der Kinder, sondern auch der Berufsalltag der Eltern und ihre finanzielle Situation veränderte sich in der Zeit erheblich. So konnten einige Menschen ihren Beruf nicht mehr oder nur teilweise ausüben, andere wurden in die Kurzarbeit entlassen. Bei vielen Familien ging dies mit erheblichen finanziellen Einbußen einher. Etliche Arbeitnehmer:innen mussten ihre Berufstätigkeit in das Home-Office verlagern. Diese Veränderungen des Familienalltags mit Home-Office, Home-Schooling und der Betreuung der Kinder zu Hause war eine neue Erfahrung, die von Familien unterschiedlich bewerkstelligt wurde.

Die vorliegende Umfragestudie wurde zu Beginn der Pandemie Ende März 2020 entwickelt, um die Belastungen und Veränderungen des Familienalltags aus Sicht der Eltern zu erfassen. Zu dem Zeitpunkt gab es noch keine weiteren veröffentlichten Studien zu diesem Thema, auf welche bei der Konzeptualisierung der Studie zurückgegriffen werden konnte.

Ziel dieser Querschnittstudie im retrospektiven Design war es, zum einen aus erster Hand Einblicke in das Familienleben während der *Corona-Zeit* zu erhalten und zum anderen die Betreuungssituation von minderjährigen Kindern während der Schließung von Kindertageseinrichtungen (Kitas) und Schulen besser zu verstehen. Der vorliegende Beitrag präsentiert erste Ergebnisse zum subjektiven Wohlbefinden der Eltern sowie deren Sorgen und Belastungen im Rahmen der Corona-Pandemie.

2 Methoden der Online-Umfrage

Die Gewinnung der Teilnehmenden wurde mittels Schneeballverfahren über Mailverteiler, Webseiten, Foren etc. erreicht. An der Umfrage nahmen im Zeitraum vom 8. Juni 2020 bis zum 31. März 2021 über 3000 Elternteile überwiegend aus Deutschland teil. Ein geringer Teil der befragten Eltern stammt aus Österreich und der Schweiz. Nach Plausibilitätskontrollen und Ausschluss von komplett fehlenden Werten gingen in die vorliegenden Analysen $N = 2658$ Fälle ein. Die erfassten Daten beziehen sich hauptsächlich auf den Zeitraum während oder nach dem ersten Lockdown (85,1 % der Befragten antworteten im Zeitraum von Juni 2020 bis Ende August 2020).

Die Studie ist nicht repräsentativ und basiert auf einer nicht probabilistischen Stichprobe, da der überwiegende Anteil der Teilnehmenden aus Akademiker-Haushalten mit Erwerbstätigkeit stammt, zumeist aus Nordrhein-Westfalen (75,6 % der Befragten). An der Umfrage nahmen 87,3 % Mütter und 12,2 %

Väter teil; 0,5 % der Befragten gaben an divers zu sein. Bezüglich der Altersgruppe können 35,5 % den 36–40-Jährigen, 24,1 % den 41–45-Jährigen, 19,4 % den 31–35-Jährigen und 10,8 % den 46–50-Jährigen zugeordnet werden. Weitere Teilnehmende verteilten sich auf die Altersgruppen von 18–30 Jahren sowie 51–60 Jahren und älter. Von den Teilnehmer:innen gaben 90,6 % an, innerhalb einer Partnerschaft zu leben, während 9,4 % der Befragten angaben, nicht in einer Partnerschaft zu leben. Aus der letzteren Gruppe der Ein-Eltern-Familien gaben 89,1 % das weibliche und 10,9 % das männliche Geschlecht an (0 % divers). Die Anzahl der Teilnehmer:innen mit einer sog. systemrelevanten Tätigkeit lag bei 46,2 %. Bei ungefähr 20 % der Eltern bestand ein Migrationshintergrund (sie selbst oder ein Elternteil wurden im Ausland geboren).

Bezüglich der Kinderanzahl gaben 35,6 % an, ein Kind, 50,2 % zwei Kinder, 11,4 % drei Kinder, 2,4 % vier Kinder, 0,3 % fünf Kinder und 0,1 % mehr als fünf Kinder zu haben. Bezogen auf das Kind, für welches die Betreuung durch die Eltern als am herausforderndsten erlebt wurde, waren 44,5 % schulpflichtig und 55,5 % nicht schulpflichtig. Von den Kindern, welche nicht schulpflichtig waren ($n = 1476$), besuchten 95,4 % eine Kita. Von den Kita-Kindern nahmen 23,2 % eine Notfallbetreuung in Anspruch. Bei den schulpflichtigen Kindern besuchten 12,5 % eine Notfallbetreuung. 4,4 % der Befragten mit nicht schulpflichtigen Kindern gaben einen Förderbedarf an; bei den Eltern mit schulpflichtigen Kindern waren es 9,4 %.

Die Erstellung des Online-Fragebogens sowie die Erhebung der Daten wurde mit dem Tool des Anbieters *www.umfrageonline.com* realisiert. Die Umfrage besteht aus verschiedenen Fragetypen wie dichotomen Fragen, Likert-Skalen, Bewertungsskalen und offenen Fragen. Die Daten wurden in IBM's SPSS (Version 27) übertragen, bereinigt und anschließend deskriptiv analysiert. Die hier berichteten Ergebnisse werden nicht nach dem Befragungszeitpunkt oder nach dem Migrationshintergrund unterschieden, da es diesbezüglich keine statistisch gesicherten Zusammenhänge gab. Der qualitative Anteil der Studie wurde orientiert an einer strukturierenden Inhaltsanalyse ausgewertet und anhand von induktiv am Material abgeleiteten Kategorien aufbereitet.

3 Ergebnisse der Online-Umfrage

Bei der Umfrage wurden verschiedene Aspekte des Familienalltags, wie z. B. die Betreuungssituation der Kinder und die Rollenverteilung der Eltern erfasst.

Die hier dargestellte erste deskriptive Auswertung fokussiert sich zunächst auf die unterschiedlichen Facetten des subjektiven Wohlbefindens der Eltern, die jeweils für die Zeit vor und während der Corona-Pandemie erfasst wurden. So wurden elterliche Antworten zur Lebenszufriedenheit, zum wahrgenommenen Stress im Familienleben sowie zu Veränderungen und Sorgen ausgewertet. Die Ergebnisse werden vor dem Hintergrund der Familienkonstellation und des Kindesalters betrachtet. Für die Familienkonstellation wird zwischen den Eltern in Paarhaushalten und Alleinerziehenden differenziert. Als Alleinerziehende bzw. Ein-Eltern-Familien werden diejenigen Eltern definiert, die nicht mit einer Partnerin oder einem Partner im Haushalt zusammenleben. Bei den Fragen, die sich auf die Betreuung oder Interaktion mit einem Kind beziehen, ist immer das Kind gemeint, für welches die Betreuung durch die Eltern am herausforderndsten empfunden wurde. Hierzu ist es hilfreich, die Gruppe der Eltern mit nicht schulpflichtigen Kindern mit der Gruppe der Eltern mit schulpflichtigen Kindern zu vergleichen. Die nicht schulpflichtigen Kinder waren im Durchschnitt etwa vier Jahre alt ($M = 3,97$; $SD = 1,76$) und werden im Folgenden auch als die Gruppe der Eltern von jüngeren Kindern bezeichnet. Die Gruppe der schulpflichtigen Kinder war im Durchschnitt um die 10 Jahre alt ($M = 10,19$; $SD = 2,96$). Zusätzlich wurden die Daten auch nach dem Geschlecht der Eltern ausgewertet. Durchgehend berichten wir nur Unterschiede auf der Subgruppenebene, wenn die Ergebnisse statistisch signifikant auf dem 5%-Niveau waren.

3.1 Lebenszufriedenheit

Die Eltern wurden gefragt, wie zufrieden sie auf einer Skala von 0 (*gar nicht zufrieden*) bis 100 (*voll und ganz zufrieden*) insgesamt mit ihrem Leben vor Beginn der Corona-Pandemie und zum Zeitpunkt der Befragung sind. Insgesamt ist eine deutliche Abnahme der Lebenszufriedenheit aller Befragten zu verzeichnen.

Wie in Abb. 1 dargestellt, zeigt sich ein deutlicher Unterschied zwischen der Gruppe der Alleinerziehenden und den Eltern, die in Partnerschaft leben. So äußern die Eltern in Partnerschaft höhere Werte der durchschnittlichen Lebenszufriedenheit vor Beginn der Corona-Pandemie ($M = 72,64$; $SD = 23,16$). Die Alleinerziehenden berichten über eine niedrigere durchschnittliche Lebenszufriedenheit vor Beginn der Corona-Pandemie ($M = 69,46$; $SD = 23,47$) als die Eltern in Partnerschaft. Auch für die Zeit während der Corona-Pandemie lassen sich Unterschiede zwischen Paaren ($M = 58,84$; $SD = 28,67$) und alleinerziehenden Eltern ($M = 50,11$; $SD = 28,62$) feststellen.

Unterschiede zeigen sich ebenso bei der Lebenszufriedenheit von Müttern und Vätern, wobei die Väter zu beiden Zeitpunkten über höhere Werte berichten. Im Gegensatz dazu waren die Ergebnisse unabhängig vom Alter der Eltern sowie vom Alter und Geschlecht des Kindes.

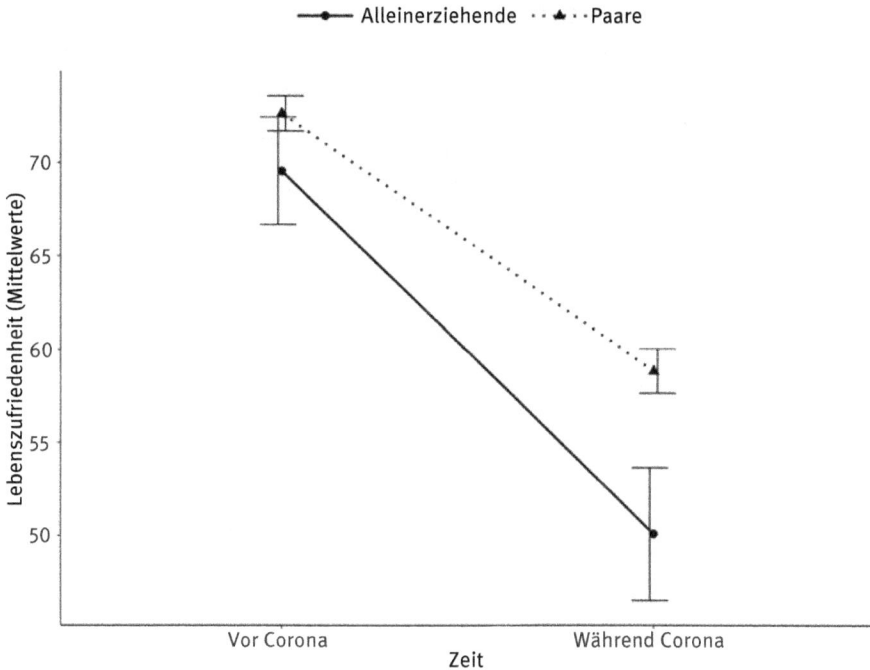

Abb. 1: Lebenszufriedenheit, vor und während der Corona-Pandemie
Anmerkungen: $n = 2629$. Folgende Fragen wurden gestellt „Wie zufrieden waren sie insgesamt mit Ihrem Leben vor der Corona-Pandemie?" und „Wie zufrieden waren sie insgesamt mit Ihrem Leben während der Corona-Pandemie?". Abgebildet sind die Randmittel einer Varianzanalyse (ANOVA) mit Messwiederholung (95%-Konfidenzintervall als Fehlerbalken). Innersubjekteffekt Zeitfaktor (Greenhouse-Geisser): $F(1, 2627) = 276{,}774, p = .000, \eta_p^2 = .095$; Innersubjekteffekt Zeit × Familienkonstellation (Greenhouse-Geisser): $F(1, 2627) = 7.740, p = .005, \eta_p^2 = .003$; Zwischensubjekteffekt: $F(1, 2627) = 18.497, p = .000, \eta_p^2 = .007$.

Zusammenfassend zeigt sich somit, dass die Lebenszufriedenheit von alleinerziehenden Eltern im Vergleich zu Paaren bereits vor der Corona-Pandemie geringer war. Auch die Abnahme der Zufriedenheit im Vergleich vor und während der Corona-Pandemie fällt bei den alleinerziehenden Eltern höher aus.

3.2 Familienstress

Neben der Lebenszufriedenheit der befragten Eltern wurde ebenfalls der wahrgenommene Stress im alltäglichen Familienleben für die Zeit vor und während der Corona-Pandemie mit zwei Fragen erfasst. Wie in Abb. 2 dargestellt, gib es insgesamt eine deutliche Zunahme des wahrgenommenen Stresses im Vergleich vor und während der Corona-Pandemie: Der Anteil der Eltern, die ihr Familienleben als „sehr stressig" wahrnehmen, versiebenfachte sich auf 36,2 %. Der Anteil derer, die ihr Familienleben, als „gar nicht stressig" beschrieben, lag vor der Corona-Pandemie (2,8 %) ähnlich niedrig wie während der Corona-Pandemie (3,1 %). Sowohl Mütter als auch Väter berichten über eine vergleichbare Zunahme hinsichtlich des wahrgenommenen Stresses im alltäglichen Familienleben.

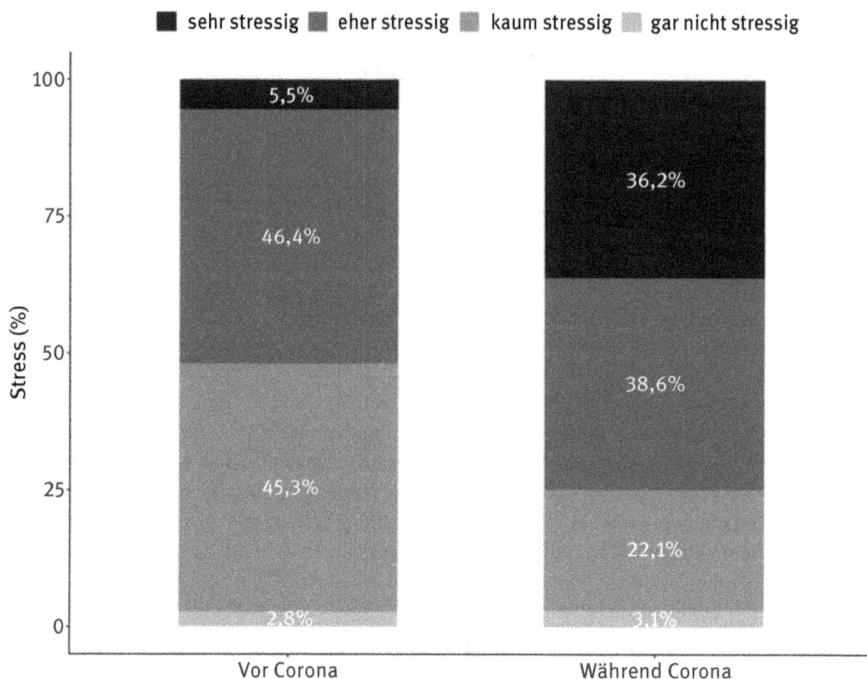

Abb. 2: Stress im Familienalltag vor und während der Corona-Pandemie
Anmerkungen: n = 2568. Frageformulierungen: „Wie stressig war Ihr alltägliches Familienleben vor Beginn der Corona-Pandemie?", „Wie stressig ist Ihr alltägliches Familienleben seit Beginn der Corona-Pandemie?" Die Antwortkategorien sind in der Legende abgebildet.

3.3 Finanzielle Belastung von Familien

Die finanzielle Situation der Familien vor und während der Corona-Pandemie wurde mit den folgenden Fragen erfasst: „Mit dem Einkommen vor der Corona-krise konnten wir als Familie [...]" und „Mit dem gegenwärtigen Einkommen können wir als Familie [...]". Dazu gab es jeweils vier Antwortmöglichkeiten, die für die weitere Auswertung dichotomisiert wurden in (1) ohne finanzielle Belastung („...bequem leben" oder „zurechtkommen") und (2) mit finanzieller Belastung („...schwer" oder „sehr schwer zurechtkommen").

Insgesamt zeigt sich unter den befragten Eltern (n = 2644) eine deutliche Zunahme der subjektiven finanziellen Belastung während der Pandemie, insbesondere in der Gruppe der Alleinerziehenden. Innerhalb der Gruppe der in Partnerschaft lebenden Eltern vervierfacht sich der Anteil der finanziell Belasteten während der Corona-Pandemie zu 10,1 % (vor der Corona-Pandemie: 2,3 %). Alleinerziehende Eltern gaben an, bereits vor Beginn der Corona-Pandemie mit einem Anteil von 10,9 % insgesamt finanziell höher belastet zu sein als Eltern in Partnerschaft. Der Anteil finanziell belasteter Alleinerziehender verdreifacht sich während der Corona-Pandemie auf bis zu 30,2 %.

3.4 Sorgen

In der Tab. 1 werden die Ergebnisse zu den elterlichen Sorgen „seit Beginn der Corona-Pandemie" anhand der Familienkonstellation und des Alters des Kindes dargestellt. Über alle Gruppen hinweg zeigt sich, dass die elterlichen Sorgen um das Wohlbefinden und die Zukunft des Kindes im Vordergrund stehen. So berichten ca. 66 % bis 76 % der Eltern über Sorgen um das seelische Wohlbefinden. Sorgen um die körperliche Gesundheit werden in ca. 25 % bis 44 % der Fälle geäußert. Weiterhin werden vornehmlich Sorgen um die eigenen Eltern und Schwiegereltern genannt. Insgesamt fällt im Vergleich zwischen Eltern, die in Partnerschaft leben und alleinerziehenden Eltern auf, dass sich besonders die Alleinerziehenden mehr Sorgen um die Sicherheit des eigenen Arbeitsplatzes sowie um die Finanzen der Familie machen.

Zusammenfassend zeigt sich, dass die Ein-Eltern-Familien in der Summe über mehr Sorgen berichten als Eltern, die in Partnerschaft leben, hierbei stehen Sorgen um das Kind und die sozioökonomischen Ressourcen im Mittelpunkt. Innerhalb der Gruppe mit schulpflichtigen Kindern berichten insbesondere alleinerziehende Eltern über Sorgen um die soziale und schulische Zukunft des Kindes.

Tab. 1: Häufigkeit von Sorgen (%) von Eltern von jüngeren Kindern und von Eltern von Schulkindern

	Eltern von jüngeren Kindern		Eltern von Schulkindern	
	Paare	Allein-erziehende	Paare	Allein-erziehende
	(*n* = 1.344) %	(*n* = 72) %	(*n* = 979) %	(*n* = 166) %
Sorgen während Corona				
Soziale und schulische Zukunft – Kind	58,4[a]	62,3[a]	64,2[a]	83,7[b]
Seelisches Wohlbefinden – Kind	69,3[a]	75,7[a]	66,4[a]	73,2[a]
Körperliche Gesundheit – Kind	24,0[a]	29,4[a]	28,5[a]	44,4[b]
Sicherheit Arbeitsplatz	27,2[a]	42,0[b]	26,6[a]	37,1[b]
Sicherheit Arbeitsplatz – Partner:in	32,4	–	30,6	–
Sorgen Finanzen – Familie	38,5[a]	63,4[b]	36,7[a]	53,8[b]
Sorgen um Eltern & Schwiegereltern	59,5[a]	45,7[b]	57,6[a]	47,0[b]
Allgemeine Sorgen	35,0[a]	50,0[b]	38,3[a]	31,7[a]

Anmerkungen: n = 2561
[a, b] Werte mit unterschiedlichen Indices unterscheiden sich spaltenweise statistisch signifikant innerhalb der jeweiligen Altersgruppe, *p* < .05 (*z*-Tests mit Bonferroni Korrektur). Die Frage zur Erfassung der Sorgen lautete: „Bitte kreuzen Sie nachfolgend die genannten Fälle an, welche auf Sie und Ihre Familie zutreffen. Seit Beginn der Corona-Pandemie mache ich mir öfter Sorgen…". Über eine Mehrfachauswahl konnten die Befragten 7 (Alleinerziehende) bzw. 8 (Eltern in Partnerschaft) Antworten auswählen.

3.5 Wahrgenommene Veränderungen

Abschließend werden die von den befragten Eltern wahrgenommenen Veränderungen während der Corona-Pandemie vorgestellt. Die Frage wurde wie folgt formuliert: „Bitte kreuzen Sie nachfolgend an, falls einer der genannten Fälle auf Sie und Ihre Familie zutrifft. Seit Beginn der Corona-Pandemie hat sich Folgendes verändert:". Hierzu konnten die Eltern durch Mehrfachauswahl jeweils antworten, ob die folgenden fünf Aspekte „zugenommen" bzw. „sich verbessert" haben oder/und „abgenommen" bzw. „sich verschlechtert" haben: 1) psychosomatische Beschwerden („Kopfschmerzen, Schlafstörung, Erschöpfung"), 2) „Streit und Konflikte in der Familie", 3) „die Beziehung zu meiner/meinem Partner/in", 4) „die Beschäftigung oder Unterhaltung meines/r Kindes/r" und 5) „die Umsetzung des Home-Schoolings". Zusätzlich wurde danach gefragt, ob „der Zusammenhalt in der Familie" zugenommen hat.

Insgesamt berichten die Eltern sowohl über subjektive Verbesserungen als auch über Verschlechterungen. Am häufigsten äußern sie Schwierigkeiten bei der Beschäftigung der Kinder (60,3 %), des Weiteren über eine Zunahme sowohl von psychosomatischen Beschwerden (52,7 %) als auch von Konflikten innerhalb der Familie (50,4 %). Die meisten Eltern mit schulpflichtigen Kindern berichten vor allem über Schwierigkeiten beim Home-Schooling (70,5 %). Einige Eltern geben hingegen an, keine Schwierigkeiten beim Home-Schooling (22,8 %) zu haben oder vermerken eine Verbesserung bei der Beschäftigung der Kinder (12 %).

Gleichzeitig schildert ca. jedes zweite Elternteil eine Verbesserung des Familienzusammenhaltes (53 %). Eine Verbesserung der Partner:innenbeziehung (20,5 %) geben ungefähr genauso viele Eltern an wie eine Verschlechterung (19,5 %) dieser. Weniger häufig wird insgesamt über eine Abnahme von psychosomatischen Beschwerden (5,3 %) sowie Streit und Konflikten innerhalb der Familie (10,2 %) berichtet.

Bei näherer Betrachtung zeigen sich deutliche statistisch signifikante Unterschiede bezüglich der Familienkonstellation, des Kindesalters und der Elternrolle. So berichten 78 % der Alleinerziehenden von Schulkindern über Schwierigkeiten beim Home-Schooling (vs. 69,1 % der Eltern in Paarhaushalten). Ein-Eltern-Familien nennen vermehrt psychosomatische Beschwerden (58,4 %) im Vergleich mit Eltern in Paarhaushalten (42,7 %), aber nur wenn sie Schulkinder betreuen. Die Eltern in Paarbeziehung berichten dagegen häufiger (59,1 %) im Vergleich mit den Alleinerziehenden (40,3 %) über eine Zunahme von familiären Konflikten, aber nur wenn die Kinder im Kita-Alter sind. Ebenfalls schildern Eltern in Paarbeziehung statistisch signifikant häufiger eine Verbesserung des familiären Zusammenhaltes im Vergleich mit Alleinerziehenden, wenn die Kinder im Kita-Alter sind (49,2 % vs. 34,6 %).

Über beide Altersgruppen hinweg werden psychosomatische Beschwerden mit ca. 10–15 % häufiger von Müttern im Vergleich zu Vätern genannt und sind vor allem in der Gruppe von Müttern von Schulkindern ausgeprägt (62,3 % vs. 46,9 % in der Gruppe von Müttern von jüngeren Kindern).

3.6 Elterliche Wünsche

Die Querschnittstudie enthielt auch einen qualitativen Teil mit offenen Eingabefeldern, mit Hilfe derer die Eltern nach Wünschen für die Zeit während und nach der Corona-Pandemie befragt wurden. Insgesamt zeigt sich hier eine hohe Mitteilungsbereitschaft unter den Teilnehmenden. Die Wünsche, Interessen und Bedarfe der Familien sind vielseitig und spiegeln die Diversität der Stichprobe wider. In Anlehnung an eine strukturierende Inhaltsanalyse resultieren aus den Antworten insgesamt elf Dimensionen, die sich zu fünf Themenfeldern zusammenfügen lassen, wobei diese untereinander nicht trennscharf sind.

Die fünf Themenfelder sind: familiäre Akteur:innen und ihre Bedürfnisse (a), Unterstützung (b), Wertschätzung, Verständnis und Anerkennung (c), Berufsleben, Kita und Schule (d) und Wünsche in Bezug auf politische Entscheidungen (e). Dabei sind die beiden Themenkomplexe (b) und (c) verhältnismäßig breit angelegt.

Als *familiäre Akteur:innen und ihre Bedürfnisse* (a) lassen sich Eltern, Kinder und die Familie als soziales Gefüge sehen. Hier sind es insbesondere Bedürfnisse der einzelnen Akteur:innen, die aufgeführt werden. Häufig stehen dabei die soziale Gruppe der Kinder sowie deren Bedürfnisse, Ängste und Belastungen im Mittelpunkt. Es wird gefordert, dass diese „mehr gesehen werden" und damit mehr Beachtung erhalten. Auf die Frage, was sie sich wünscht, gab eine Mutter an: „Das[s] ich meine Kinder wieder guten Gewissens bei Oma/Opa übernachten lassen kann, damit ich mich erholen kann". Es wird deutlich, dass es nicht nur der kleinste Familienkreis der Eltern und Kinder ist, der zu Belastungen beiträgt, sondern, dass auch Sorgen um die eigenen Eltern oder Schwiegereltern für den Familienalltag relevant sind. Wie oben aufgeführt gaben 57,6 % bzw. 59,5 % der Eltern in Partnerschaft an, dass sie sich „seit Beginn der Corona-Pandemie häufiger um die Eltern und Schwiegereltern Sorgen machen". Dies illustrieren nun die qualitativen Daten der Umfrage. Durch die Kontaktbeschränkungen war der Austausch und Kontakt zu Großeltern und Verwandten eingeschränkt: Dies ging einerseits mit Sorgen um die Angehörigen einher und führte andererseits bei vielen Eltern zu einem Wegfall der Entlastungs- und Erholungsmöglichkeiten.

Bei der *Unterstützung* (b) sind es sowohl finanzielle Hilfeleistungen als auch zeitliche Ressourcen und verschiedene Dienstleistungen wie eine unterstützende Haushalts- oder Betreuungskraft für die Kinder, die von Eltern häufig gewünscht werden. So gab ein Elternteil als Wunsch für die aktuelle Situation an: „Finanzielle Unterstützung, mehr und generell Auszeit vom Kind und Zeit für sich selbst überhaupt! Wir haben nur funktioniert". Indirekt werden hier sowohl Themen wie die Work-Life-Balance, Verständnis und Wertschätzung als auch die zum Teil stark eingeschränkte institutionelle Bildung und Betreuung von Kindern angesprochen. Eltern wünschen sich Zeit für sich selbst und Auszeiten von den Kindern und „Irgendwie eine Möglichkeit[,] wieder die persönlichen „Akkus" [...] aufladen zu können".

Ein Thema von hoher Relevanz für die Teilnehmenden ist *Wertschätzung* sowie darin eingeschlossen *Wünsche nach Verständnis und Anerkennung* (c). Diese Wertschätzung wird in Bezug zu vielfältigen Themen gesetzt. Beispielhaft werden sie in Verbindung mit vielfältigen Familienformen (z. B. von Ein-Eltern-Familien), egalitären Elternrollen (z. B. Mutter und Vater als Vollverdiener:innen) und

Betreuungskontexten (in denen die Betreuung vollständig von der Familie übernommen wird) genannt. Dabei wurden auch zahlreiche Wünsche für spezifische Personengruppen geäußert wie z. B. „mehr Anerkennung von Hausfrauen und -männern, größere Lobby für Kinder und Bildung".

Der Themenkomplex *Berufsleben, Kita und Schule* (d) umfasst Aussagen hinsichtlich der Work-Life-Balance, der frühkindlichen Bildung und Betreuung, dem Schulleben und Home-Schooling sowie der Digitalisierung. Eltern wünschen sich eine bessere Vereinbarkeit von Familie und Beruf. Zudem werden sie durch die Betreuung der Kinder, das Home-Schooling der schulpflichtigen Kinder sowie das gleichzeitige Home-Office vor organisatorische Herausforderungen gestellt. Diese Situation stellt neue Forderungen an die Elternteile, den Familien- und Berufsalltag zu strukturieren und bereitet diesen zudem Sorgen. Auf die Frage nach Wünschen für die Zeit nach der Pandemie antwortete ein Elternteil: „Dass sich bei der Arbeit für mich keine Nachteile ergeben, dadurch, dass ich während der Pandemie die Kinder betreuen musste". Das Spannungsfeld zwischen Berufsalltag und Kinderbetreuung wird hier deutlich.

Des Weiteren fordern Teilnehmende einen Blick auf die Zukunft von Kindern und deren institutionelle Bildungslaufbahn: „Kinder sollten von der Gesellschaft und vom Staat mehr Beachtung bekommen. Die Schulen/Kitas sollten mehr Gewicht auf moderne Kommunikation legen. Notfallplan für Kitas und Schulen, wenn Präsenzunterricht nicht möglich ist und nicht alles auf die Eltern abschieben". Die Organisation und die Umsetzung der Maßnahmen für Kindertageseinrichtungen und Schulen aufgrund des erhöhten Infektionsgeschehens werden von den Teilnehmenden der Umfrage kritisch betrachtet. Ein Großteil berichtet von dem Gefühl, dass alles, insbesondere auch die Verantwortung des Lernfortschrittes der Kinder, auf die Eltern geschoben wird und sie sich als Familie allein gelassen fühlen. Mit Blick auf vielfältige Familienformen werden ebenfalls Perspektiven von Ein-Eltern-Familien in den offenen Eingabefeldern thematisiert. Auch hier wird noch einmal die zu diesem Zeitpunkt des Home-Schoolings nicht vorhandene Trennung von *Schule* und *zu Hause*, sprich dem Familienalltag, und der daraus resultierende Druck betont. Allen voran werden hier gesonderte Möglichkeiten für Ein-Eltern-Familien hinsichtlich der Notbetreuung gefordert. Die Belastungen und Sorgen der Elternteile zeichnen sich in allen angeführten Zitaten ab.

Wünsche in Bezug auf politische Entscheidungen (e) lassen sich in den Dimensionen Transparenz und Verlässlichkeit verorten. Unter dieser Dimension werden Standpunkte von Eltern zum Teil präzise formuliert: „Mehr Schutz und ernst nehmen von Kindern und Familien von Seiten der Politik. Keine Experimente auf Kosten der Jüngsten." oder „Deutschland muss kinderfreundlicher werden. Und das auch schon vor der Pandemie. [...] Familienfreundlich? Leider nein." Es besteht nahezu Einigkeit unter der Teilnehmenden, dass Kinder und Familien in Deutschland mehr in den politischen und gesellschaftlichen Fokus rücken müssen. Darüber hinaus sind es Werte, die in Bezug auf die Maßnahmen der Pandemie geäußert werden und mehr Transparenz, Anerkennung und Verständnis fordern, um eine bessere Planbarkeit und Entlastung zu erlangen.

Neben vielen Belastungen und Sorgen lassen sich aus einigen Antworten auch positive Entwicklungen und Wahrnehmungen ableiten. So formulierten Teilnehmende, dass es keine Wünsche gäbe oder sie benannten Aspekte, die über die Pandemie hinaus beibehalten werden sollten. Eine teilnehmende Person antwortete beispielsweise auf die Frage nach Wünschen für die Zeit während der Pandemie: „Nichts – Meine Familie hat diese intensive Familienzeit sehr genossen!" und für die Zeit danach: „Nichts – Entschleunigung des Alltages tat unserer Familie gut". Ein weiteres Elternteil gab an: „Ich bin alleinerziehend und voll berufstätig. Meine Tochter [...] war vor Corona ca. 2–3 Stunden täglich allein und ich hatte ständig ein schlechtes Gewissen, sie alleine zu lassen. [...] Jetzt bin ich im Homeoffice. [...] Ich bin viel entspannter und ausgeglichener [,] was sich natürlich auf sie auswirkt. Meine Tochter und ich [...] sind noch mehr zusammengewachsen. Uns taten die letzten Monate sehr gut. [...]".

Es wird deutlich, dass Familien mit Kindern teilweise auch von einzelnen Maßnahmen und Veränderungen durch die Pandemie profitiert haben und positive Entwicklungen identifizieren konnten. Die Ergebnisse können zudem in Verbindung mit den Angaben zur Zunahme des familiären Zusammenhalts (s. o.) gebracht werden. Hier machten 53 % der Teilnehmenden eine positive Angabe hinsichtlich des Zusammenhaltes in der Familie. Das zuletzt angeführte Zitat zeigt, welche individuellen Wirkungen auf Familien, in diesem Fall Ein-Eltern-Familien, die veränderten beruflichen Bedingungen haben. Die Arbeit im Home-Office trug nach Aussagen der Befragten zu einer emotionalen und psychischen Entlastung bei und stärkte auch hier den familiären Zusammenhalt.

4 Diskussion

Zusammenfassend zeigen die Ergebnisse der Studie, dass die Pandemie und die damit verbundenen Einschränkungen zu großen Veränderungen im Familienalltag und dem Wohlbefinden der Eltern geführt haben. Die Lebenszufriedenheit sank bei allen Befragten während der Pandemie im Gegensatz zu der Zeit vor der Pandemie. Stress, Sorgen und Belastungen der Eltern nahmen zu. Zu ähnlichen Ergebnissen kommen auch andere Studien wie z. B. COVID-19 Snapshot Monitoring, ein sich wiederholendes querschnittliches Monitoring im Rahmen der

COSMO Studie (Betsch et al. 2020; COVID-19 Snapshot Monitoring 2021). Als besonders vulnerable Gruppen erwiesen sich alleinerziehende Eltern und finanziell belastete Familien. Auch dieses Ergebnis wird in anderen diesbezüglichen Studien (Destatis et al. 2021; Zinn und Bayer 2021) berichtet und lässt den Schluss zu, dass sowohl bei der Prävention als auch bei politischen und gesamtgesellschaftlichen Maßnahmen besonders diese beiden Akteur:innengruppen berücksichtigt werden sollten.

Dabei ist die Familie immer als Gesamtsystem zu verstehen, wobei sich die von den Eltern berichteten Sorgen und Belastungen auch im Erleben der Kinder und Jugendlichen wiederfinden. So ergab die sogenannte COPSY-Studie des Universitätsklinikums Hamburg-Eppendorf (Ravens-Sieberer et al. 2021) eine Verschlechterung der Lebensqualität und des psychischen Wohlbefindens von Kindern und Jugendlichen während der Pandemie und eine erhöhte Anfälligkeit für psychische Störungen. Weitere vorliegende Studienergebnisse aus Deutschland unterstreichen einen insgesamt steigenden Bedarf an Unterstützung, Beratung und Therapie in Familien und über die Lebensspanne (Hiekel und Kühn 2021; Peters et al. 2020). Mit Blick auf die besonders vulnerablen Akteur:innen sollte es dabei auch bessere, einfachere und schnellere Zugänge zu finanzieller Unterstützung und zu psychosozialen Beratungsangeboten geben.

Neben den vielen negativen Effekten lassen sich auch positive Veränderungen beobachten. Zahlreiche Familien gaben an, dass der Zusammenhalt innerhalb der Familie während der Pandemie gewachsen sei. Bei der Interpretation der Ergebnisse gilt es jedoch zu bedenken, dass die Teilnehmenden der Studie zu unterschiedlichen Zeitpunkten in der Pandemie geantwortet haben und unklar ist, ob positive Veränderungen nur situativ oder auch über die gesamte Zeit als solche wahrgenommen wurden.

Der vorliegende Artikel zeigt erste deskriptive Ergebnisse von Teilaspekten unserer Studie und sollte, aufgrund der Stichprobenselektivität, nicht generalisiert werden. Beispielsweise konnten wir hinsichtlich des elterlichen Geschlechts keine Hinweise darauf finden, dass die alleinerziehenden Männer in einem geringeren oder höheren Ausmaß als alleinerziehende Frauen belastet sind. Allerdings war die Stichprobengröße für diese Gruppe auch besonders gering ($n = 29$ alleinerziehende Männer). Analysen zu weiteren, hier nicht vertieften Aspekten, wie z. B. zum väterlichen Involvement in Paarhaushalten, deuten auf interessante Ergebnisse hin. So scheint die Pandemie teilweise zu einer Verstärkung des väterlichen Involvements geführt zu haben. Väter stärker als Ressource in der Familienpolitik und in den Angebotsstrukturen der Familienbildung zu sehen und anzusprechen, könnte somit auch für die Zeit nach der Pandemie für Familien hilfreich sein.

Insgesamt lässt sich aus den Ergebnissen der Studie ablesen, dass Familien zukünftig stärker unterstützt und berücksichtigt werden sollten. Die Unterstützung wird dabei von den Familien auf unterschiedlichen Ebenen gewünscht und umfasst die gesamte Betreuungsinfrastruktur. So regen etliche Befragte einen Ausbau der privaten und öffentlichen Betreuungsangebote an, die auch in Krisenzeiten aufrechterhalten werden. Auch eine bessere Vereinbarkeit von Familie und Beruf durch flexible und individuelle Regelungen in Bezug auf Home-Office und Arbeitszeiten werden genannt. Schließlich wünschen sich die Familien von der Gesellschaft und der Politik mehr gesehen und (an-)erkannt zu werden. Dabei sollten die Bedürfnisse der Kinder und Jugendlichen stärker im Fokus stehen.

Literatur

Betsch C, Wieler L, Bosnjak M, Ramharter M, Stollorz V, Omer S, Korn L, Sprengholz P, Felgendreff L, Eitze S, Schmid P (2020) Germany COVID-19 Snapshot Monitoring (COSMO Germany): Monitoring knowledge, risk perceptions, preventive behaviours, and public trust in the current coronavirus outbreak in Germany, http://dx.doi.org/10.23668/psycharchives.2776.

COSMO – COVID-19 Snapshot Monitoring (2021) Ressourcen und Belastungen. https://projekte.uni-erfurt.de/cosmo2020/web/topic/vertrauen-zufriedenheit-ressourcen/20-belastungen/. Zugriff am 21. September 2021.

Hiekel N, Kühn M (2021) Mental health before and during the COVID-19 pandemic: the role of partnership and parenthood status in growing disparities between types of families. Max Planck Institute for Demographic Research (MPIDR) Working Paper WP 2021-013 l June 2021. https://www.demogr.mpg.de/papers/working/wp-2021-013.pdf. Zugriff am 21. September 2021.

Peters A, Rospleszcz S, Greiser KH, Dallavalle M, Karch A, Mikolajczyk R, Krause G, Castell S, Nieters A, Kraft D, Wolff R, Stübs G, Lang O, Panreck L, Rietschel M, Rujescu D, Dragano N, Schmidt B, Becher H, Brenner H, Damms-Machado A, Fischer B, Franzke CW, Gastell S, Günther K, Hermes A, Holleczek B, Jaeschke L, Jöckel KH, Kaaks R, Keil T, Kemmling Y, Kluttig A, Kuß O, Legath N, Leitzmann M, Lieb W, Löffler M, Meinke-Franze C, Michels KB, Obi N, Pischon T, Schikowski T, Schulze MB, Stang A, Thierry S, Völzke H, Willich SN, Wirkner K, Wolf K, Zeeb H, Berger K (2020) The impact of the COVID-19 pandemic on self-reported health – early evidence from the German National Cohort. Deutsches Ärzteblatt International, 117(50): 861–867. https://doi.org/10.3238/arztebl.2020.0861.

Ravens-Sieberer U, Kaman A, Erhart M, Devine J, Schlack R, Otto C (2021) Impact of the COVID-19 pandemic on quality of life and mental health in children and adolescents in Germany. European Child & Adolescent Psychiatry. https://doi.org/10.1007/s00787-021-01726-5.

Statistisches Bundesamt (Destatis), Wissenschaftszentrum Berlin für Sozialforschung (WZB), Bundesinstitut für Bevölkerungsforschung (BiB) (2021) Auswirkungen der Coronapandemie. In: Destatis, WZB, BiB (Hg) Datenreport 2021 – Ein Sozialbericht für die Bundesrepublik Deutschland. Bundeszentrale für politische Bildung, Bonn, 464–504. https://www.econstor.eu/handle/10419/231519?locale=de. Zugriff am 21. September 2021.

Steinmetz H, Batzdorfer V, Bosnjak M (2021) The ZPID Lockdown Measures Dataset for Germany [Data set]. PsychArchives. http://dx.doi.org/10.23668/psycharchives.4485.

Zinn S, Bayer M (2021) Subjektive Belastung der Eltern durch die Beschulung ihrer Kinder zu Hause zu Zeiten des Corona-bedingten Lockdowns im Frühjahr 2020. Zeitschrift für Erziehungswissenschaft 24(2):339–365. https://doi.org/10.1007/s11618-021-01012-9.

Nele Flüchter und Nicole Reese

„Da wird viel Schaden angerichtet" – Grundschulkinder in der Pandemie

Die Probleme für Grundschulkinder und ihre Familien in der Pandemie sind vielfältig, die Folgen immens und die Langzeitfolgen noch gar nicht absehbar. In diesem Beitrag werden die Probleme und Folgen vorrangig aus dem Blickwinkel der Eltern dargestellt, denn beide Autorinnen haben Kinder an verschiedenen Grundschulen. Überdies engagieren sich beide als Gründerinnen einer Elterninitiative namens #lautfürfamilien, die überwiegend in Nordrhein-Westfalen aktiv ist und kennen die Sorgen und Nöte vieler Eltern daher sehr gut. Aufgrund der beruflichen Expertise spielen bei dieser Analyse allerdings auch pädagogische und juristische Aspekte eine hervorgehobene Rolle.

1 Probleme in der Pandemie – ein Überblick

Zunächst geht es darum, die wichtigsten Probleme von Kindern, aber auch der Eltern zu identifizieren. Neben den offensichtlichen Bildungsverlusten spielen die psychischen und sozialen Folgen bei Kindern die größte Rolle. Dazu kommen Suchtverhalten, Gewalt und Kindeswohlgefährdungen, Aussetzung von Schuleingangsuntersuchungen usw.

Bei den Eltern sind es – je nach Situation – die Doppelbelastung durch Job und Home-Schooling der Kinder oder Home-Schooling zusammen mit Existenzängsten[1] sowie Vereinsamung, zu wenige Unterstützungsangebote für Familien, mangelnde Bewegung und Zeit für sich, und speziell für Frauen die *Genderfalle*. Allen gemein ist jedoch die dauernde Überforderung, die über diesen langen zweiten Lockdown von erneut ca. sechs Monaten gravierende Spuren hinterlassen hat, aber auch eine gesellschaftliche und politische Schieflage – wenn nicht gar Spaltung – ans Tageslicht gebracht hat (Felber et al. 2021).

---

[1] Zu den aktuellen Feststellungen siehe: Kluge, Regionaldirektor Europa der WHO (EURO-WHO 2021).

 Open Access. © 2022 Nele Flüchter, Nicole Reese BY-NC-ND Dieses Werk ist lizenziert unter der Creative Commons Attribution-NonCommercial-NoDerivatives 4.0 Lizenz.
https://doi.org/10.1515/9783110760361-002

2 Die wichtigsten Problemfelder auf Seiten der Kinder

Im weiteren Verlauf werden die gravierendsten Probleme auf Seiten der Kinder dargestellt, wobei die psychischen und physischen Folgen aufgrund der verschiedenen Maßnahmen zusammengefasst erläutert werden. Neben der reinen Darstellung der Folgen liegt ein Hauptaugenmerk auf der mit den Maßnahmen einhergehenden Missachtung der Kinderrechte.

2.1 Kinder als *Virenschleudern*

Obwohl durch zahlreiche Studien widerlegt, hält sich in Deutschland das Narrativ der Kinder als *Virenschleudern* in der Corona-Pandemie. Immer wieder wiesen sowohl Politikerinnen und Politiker, als auch die Presse auf die Gefahr hin, dass Kinder Oma oder Opa anstecken können, da sie keinen Abstand halten oder als *stille Überträger* das Virus verbreiten. Durch diese Beschreibung in fast allen Medien wurden und werden immer noch Ängste in der Gesellschaft vor Kindern geschürt, was in vielen Fällen zu Ausgrenzung und Diskriminierung von Kindern führt. Kinder durften in den ersten Monaten der Pandemie beispielsweise häufig nicht einmal mit in Baumärkte oder Supermärkte, was zu einer Verschärfung der sowieso schon angespannten Betreuungssituation in den Familien geführt hat.

Warum hält sich dieses Narrativ so beständig in Deutschland und wie ist es entstanden? Der Erstimpuls lässt sich auf ein Strategiepapier des Bundesinnenministeriums vom 18.03.2021 zurückführen (vgl. Lehmann 2020). In diesem heißt es u. a.:

> … Wenn sie dann ihre Eltern anstecken, und einer davon qualvoll zu Hause stirbt und sie das Gefühl haben, schuld daran zu sein, weil sie z. B. vergessen haben, sich nach dem Spielen die Hände zu waschen, ist es das Schrecklichste, was ein Kind je erleben kann. (BMI, Szenarienpapier, 2020)

Diese Kommunikation sollte eine *Schockwirkung* in der Gesellschaft erzielen und dafür sorgen, dass sich vor allem auch Kinder an die Corona-Regeln halten, um die ältere Generation zu schützen. Anstatt auf eine differenzierte Risikokommunikation zu setzen, also quasi den *Goldstandard*, der es der Bevölkerung einerseits erlaubt, informierte Entscheidungen zu treffen und andererseits schützendes bzw. lebenserhaltendes Verhalten zu fördern (Loss et al. 2021, 294), hat die Bundesregierung auf die gezielte Schockwirkung gesetzt. Diese bedient sie seitdem immer weiter, anstatt transparent zu machen, dass diese Einschätzung mit fortschreitendem Wissen nicht mehr aufrechterhalten werden kann. Insbesondere die aktuellen Debatten um die Impfpflicht von Kindern (stellvertretend für viele Beiträge siehe z. B. Ärzteblatt 2021) sowie ein erneutes Vorziehen der Weihnachtsferien zeigen, dass die Risikostrategie nicht angepasst und die Erkenntnisse der Wissenschaft immer noch nicht adäquat kommuniziert werden, sondern sogar in Frage gestellt bzw. schlichtweg missachtet werden und weiterhin Alarmismus betrieben wird, der Ängste und Beunruhigung in weiten Bevölkerungsteilen verstärkt (ebd.).

Diese Kommunikation hat bei vielen Kindern und Eltern Spuren in der Psyche hinterlassen. Familien haben Angst davor, sich mit den Großeltern zu treffen, zudem ist vielfach ein übersteigertes Hygienebewusstsein zu beobachten. In einem Interview sagte der Bielefelder Kinder- und Jugendpsychologe und -psychotherapeut Tobias Hecker:

> Diese Stigmatisierung macht auch etwas mit der Psyche von Kindern, Jugendlichen und Familien: Es erhöht den Stress, vermittelt Ängste und Schuldgefühle, kurzum es zerstört die psychische Gesundheit. Das muss unbedingt aufhören. (Reese 2021)

2.2 Bildungsverluste

Nach Art. 28 Abs. 1 der UN-Kinderrechtskonvention (UN-KRK) erkennen die Vertragsstaaten das Recht des Kindes auf Bildung an. Die UN-KRK ist seit dem 18. Februar 1992 verbindlich geltendes Bundesrecht in Deutschland (BGBl II, 121). Um die Verwirklichung dieses Rechts auf der Grundlage der Chancengleichheit fortschreitend zu erreichen, haben die Vertragsstaaten u. a. die Entwicklung verschiedener Formen der weiterführenden Schulen allgemeinbildender und berufsbildender Art zu fördern, sie allen Kindern verfügbar und zugänglich zu machen und geeignete Maßnahmen wie die Einführung der Unentgeltlichkeit und die Bereitstellung finanzieller Unterstützung bei Bedürftigkeit zu treffen.[2] Ob ein Recht auf (schulische) Bildung auch aus dem Grundgesetz folgt, ist umstritten; das Bundesverfassungsgericht hat diese Frage bisher offengelassen.[3] Allerdings enthalten die meisten Landesverfassungen ohnehin bereits einen solchen Anspruch. Art. 8 Abs. 1 S. 1 der Landesverfassung NRW bspw. erkennt ein Recht des Kindes auf Bildung ausdrücklich an.

Gleichwohl haben die Länder, angeschoben durch die Bundespolitik und infolge der o. a. Kommunikationsstrategie – entgegen anderslautender Zusagen im

---

2 SG München, Beschl. v. 17.08.2020 – S 8 AS 1135/20 ER, BeckRS 2020, 42222, Rn. 48.
3 BVerfG, Besch v. 27.11.2017 – 1 BvR 1555/14 –, juris, Rn. 25.

Sommer 2020 – seit Ende des Jahres 2020 bzw. Anfang 2021 die Schulen flächendeckend geschlossen. Die Grundschulen wurden in Nordrhein-Westfalen erst am 22. Februar 2021 für den Wechselunterricht geöffnet, der bis zu den Osterferien lief. Nach den Osterferien wurden die Schülerinnen und Schüler in Nordrhein-Westfalen abermals eine Woche in den Distanzunterricht geschickt. Durch die Einführung der *Bundesnotbremse* konnten manche Kreise und Städte im Wechselmodell weitermachen, andere blieben bis Ende Mai im Distanzunterricht, bevor dann zum 31. Mai 2021 die Schulen in NRW in Vollpräsenz geöffnet wurden. Andere Bundesländer, allen voran Berlin, weigerten sich, die Schulen zu öffnen. Bildungssenatorin Scheeres begründete die Entscheidung, den Wechselunterricht fortzusetzen, damit, dass „die Ferien im Gegensatz zu manch anderen Ländern schon bald beginnen und sich der Aufwand einer Umstellung und Nutzen somit kaum lohnten" (rbb24 2021).

Und damit nicht genug: Auch aktuell gibt es nicht wenige Politikerinnen und Politiker sowie Lehrer- und Elternverbände, die Wechselunterrichtsmodelle für den Herbst und Winter in Aussicht stellen oder fordern, obwohl es nach wie vor keine positive Evidenz dieser Maßnahme gibt (Young et al. 2021, 2).

Die Folgen der Schulschließungen sind immens. Im Rahmen des ifo-Bildungsbarometers 2020 kam heraus, dass sich Kinder im ersten Lockdown statt 7,4 Stunden täglich nur 3,6 Stunden mit schulischen Aktivitäten beschäftigt haben. Zugleich nahmen passive Tätigkeiten, wie Fernsehen schauen, Computer spielen und Handy nutzen zu (Wößmann et al. 2020, S. 28 f.). Interessanterweise gab es hier keine signifikanten Unterschiede zwischen Akademiker- und Nicht-Akademiker-Haushalten. Allerdings wird in dieser Studie deutlich, dass gerade bildungsschwache Schülerinnen und Schüler ihre schulischen Aktivitäten um eine halbe Stunde mehr reduzierten als leistungsstarke Kinder (ebd. S. 30). Über die Hälfte der Schülerinnen und Schüler (57 %) hatten in diesem Zeitraum seltener als einmal pro Woche gemeinsamen Unterricht für die ganze Klasse und sogar 67 % der Kinder hatten weniger als einmal die Woche individuellen Kontakt mit einer Lehrkraft (ebd. S. 32 f.).

Wößmann sagt hierzu: „Für einen nennenswerten Teil der Schülerinnen und Schüler fällt das Lernen während der Schulschließungen jedenfalls offensichtlich nahezu ganz aus" (ebd. S. 39). Da man in Deutschland davon ausgeht, dass jedes Jahr Bildung für 9 bis 10 % des Lebenserwerbseinkommens von Bedeutung ist, führt dies zu der Annahme, dass die 3-monatigen Schulschließungen im Frühjahr 2020 das Erwerbseinkommen um ca. 3 % negativ beeinflusst haben (ebd. f.). Die weiteren Schulschließungen für knapp ein halbes Jahr in 2021 führen demzufolge voraussichtlich zu weiteren Verlusten von ca. 5 bis 6 % des individuellen lebenslangen Erwerbseinkommens.

Neben dem individuellen Verlust an Einkommen führen die Einbußen an Lernkompetenzen aber auch zu einer Absenkung des volkswirtschaftlichen Einkommens insgesamt. Zu diesen langfristigen Folgekosten ausbleibenden Lernens kommen die umfangreichen zukünftigen Belastungen durch die massive Staatsverschuldung durch staatliche Hilfsmaßnahmen hinzu (ebd. S. 42).

Dass unter den Bildungsfolgen vor allem Kinder und Jugendliche aus sozial schwachen Elternhäusern leiden, hat u. a. eine Bildungsstudie der Universität Frankfurt belegt. Das Fazit der Forscherinnen und Forscher lautet:

> Die durchschnittliche Kompetenzentwicklung während der Schulschließungen im Frühjahr 2020 ist als Stagnation mit Tendenz zu Kompetenzeinbußen zu bezeichnen und liegt damit im Bereich der Effekte von Sommerferien (Hammerstein et al. 2021, 2; Anger 2020; Gies-Thöne 2020).

Auch der Pisa-Studienleiter Schleicher formulierte die Folgen ähnlich drastisch:

> Den Schaden für Gesundheit, Entwicklungs- und Berufschancen für Kinder, die dauerhaft nur eingeschränkten Kontakt zu Bildung und zu Freunden haben, den macht niemand wieder gut. Für Kinder aus bildungsfernen Schichten gibt es im Leben nur eine wirkliche Chance. Und das ist eine gute Schulbildung. (Schmid 2021)

Gleichwohl hat die Politik, obwohl bereits im Sommer und Herbst 2020 zahlreiche Studien die dramatischen Folgen für Kinder und Jugendliche im Hinblick auf Bildung erkannt und prognostiziert hatten, die Schulen seit Dezember 2020 bis teilweise in den Juni 2021 hinein geschlossen gehalten oder nur teilweise geöffnet, während Betriebe, Unternehmen und Verwaltungen weiter – ohne Home-Office-Pflicht – geöffnet blieben.

Aber nicht nur die Politik hat sehenden Auges die Folgen in Kauf genommen, sondern auch die Gerichte. Diese verhalfen dem Recht auf Bildung im Wesentlichen nicht zum Durchbruch.[4] Mehrheitlich zogen sich die Gerichte vielmehr darauf zurück, dass der Gesetz- bzw. Verordnungsgeber über einen sehr weiten Ermessens- und Prognosespielraum verfüge und dieser mehrheitlich beachtet worden sei bzw. zumindest in den anhängigen Eilverfahren der Überprüfung standhalte. Das OVG NRW stellte bspw. fest, dass Schulschließungen unabhängig vom Beitrag der Kinder an der Verbreitung des Virus und unabhängig von der Frage, ob die Schulschließungen überhaupt einen relevanten Beitrag

---

[4] Siehe hierzu OVG NRW, Beschl. v. 22. Januar 2021 – 13 B 53/21.NE –, juris; Hamburgisches OVG, Beschl. v. 07. Mai 2021 – 1 Bs 73/21 –, juris; OVG Berlin-Brandenburg, Beschl. v. 19. April 2021 – OVG 3 S 26/21 –, juris; Hessischer VwGH, Beschl. v. 19. März 2021 – 8 B 309/21.N –, juris; Bayerischer VwGH, Beschl. v. 22. März 2021 – 20 NE 21.754 –, juris; OVG für das Land Schleswig-Holstein, Beschl. v. 11. März 2021 – 3 MR 14/21 –, juris.

leisten können, gerechtfertigt seien, solange der Gesetzgeber nicht feststehende Tatsachen ignoriert.[5] Besonders erschreckend an dieser Entscheidung ist jedoch, dass das Gericht ganz offen ausspricht, dass anhand der Relevanz für das öffentliche Leben Differenzierungen möglich seien und das Gericht und auch die Politik damit letztlich andere Lebensbereiche als relevanter einschätzen als die Bildung von Kindern (ebd.). Lediglich der Landesverfassungsgerichtshof NRW[6] und das VG Berlin[7] haben in zwei Entscheidungen leise Hoffnungen gemacht:

Laut Landesverfassungsgerichtshof NRW müssen zukünftige Abwägungsentscheidungen „erkennbar und plausibel vom Prinzip der größtmöglichen Schonung der Grundrechte der von den Freiheits- und Teilhabeeinschränkungen Betroffenen geleitet sein". Zudem hat das Gericht anerkannt, dass mit der

> Untersagung von Präsenzunterricht [...] hohe Belastungen im sensiblen Bereich der schulischen Bildung und der kindlichen und jugendlichen Entwicklung einhergehen, die – namentlich für jüngere Schülerinnen und Schüler – auch durch Distanzunterricht allenfalls unvollständig und nicht ohne soziale Verwerfungen kompensiert werden können.[8]

Geändert hat sich durch diese Entscheidung in der Praxis indes faktisch nichts.

2.3 Schulbesuch unter *höchstmöglichen* Sicherheitsanforderungen

Es ist wohl Konsens, dass Präsenzunterricht die beste Form des Lernens für die Mehrheit von Kindern und Jugendlichen ist. Auch Art. 28 der UN-KRK sagt, dass die unterzeichnenden Staaten das Recht des Kindes auf Bildung anerkennen. Die Vertragsstaaten verpflichten sich daher, alle geeigneten Maßnahmen zu treffen, um sicherzustellen, dass die Disziplin in der Schule in einer Weise gewahrt wird, die der Menschenwürde des Kindes entspricht und im Einklang mit diesem Übereinkommen steht.

Dies bedeutet, dass die Vertragsstaaten überdies alles zu unternehmen haben, um körperliche, aber auch geistige Gewaltanwendungen, wie Mobbing und verbale Aggression sowie öffentliche Demütigungen, die die genannten Rechte der Kinder verletzen, zu verhindern. Hiervon erfasst werden Handlungen durch die Institutionen und deren Personal selbst, aber auch Übergriffe oder Belästigungen durch andere Kinder. Es müssen also legislative Maßnahmen präventiver und

---

5 OVG NRW, Beschl. v. 22. Januar 2021 – 13 B 53/21.NE –, juris.
6 LVerfGH NRW, Beschl. v. 29. Januar 2021, Az. VerfGH 19/21.VB-1, www.nrwe.de.
7 VG Berlin, Beschluss vom 10. März 2021 – 3 L 57/21 –, juris.
8 LVerfGH NRW, Beschl. v. 29. Januar 2021, Az. VerfGH 19/21.VB-1, www.nrwe.de.

repressiver Art vorgehalten werden, die derartige Eingriffe verhindern (Schmahl 2017, Art. 29 UN-KRK, Rn. 17).

Hier stellt sich die Frage, ob aktuellen Hygiene-Maßnahmen noch im Einklang mit der Kinderrechtskonvention stehen. Wir meinen nein, denn wenn Kindern der Zugang zum Präsenzunterricht nur gewährt wird, wenn diese dauerhaft Masken tragen, regelmäßig in der Klasse getestet werden und – wenn es nach einigen Politikerinnen und Politikern geht – am besten auch noch vollständig geimpft sind, stellt sich die Frage, inwiefern dies mit der Würde der Kinder vereinbar ist, insbesondere wenn man berücksichtigt, dass all diese Maßnahmen Arbeitnehmerinnen und Arbeitnehmern erst im Spätherbst 2021 auferlegt wurden.

Unter diesem Aspekt ist dem Ansinnen einiger Gruppen, allen voran der Lehrerverbände, eine Absage zu erteilen, wenn sie einerseits quasi die absolute Sicherheit in den Bildungseinrichtungen fordern, andererseits aber konsequent eine Impfpflicht für Schulpersonal ablehnen. Dazu beschwören sie bereits jetzt *Wechselunterrichtsszenarien* für den Herbst herauf (Wiarda 2021).

Vor allem wird bei der Forderung nach dem maximalen Schutz durch AHA-L Regeln, wobei es möglichst FFP2 Masken sein sollen, sowie anlassloser Tests, Wechselmodell, Luftfilter, Plexiglasabtrennungen und natürlich der Impfung der Kinder schlichtweg missachtet, dass für Kinder eine COVID-19 Erkrankung in aller Regel unproblematisch verläuft (DGPI 2021) und Schulen keine Pandemietreiber sind. Diese Erkenntnis ist in der Fachwelt inzwischen unbestritten. Vor diesem Hintergrund forderten bereits im Mai 2020 fünf große medizinische Fachgesellschaften in einer gemeinsamen Stellungnahme, Schulen und Kitas wieder vollständig zu öffnen (Walger et al. 2020). Derartige Einrichtungen stellen nach Auffassung der vorgenannten Verbände „per se keine Hochrisikoumgebung dar" (ebd.), weil die Infektionsrate und Schwere der SARS-CoV-2-Infektion bei Kindern gering sind und auch das Übertragungsrisiko durch Kinder gering zu sein scheint.

Dies entspricht den Ergebnissen, die in jüngerer Zeit durch die CODAG-Berichte der LMU (CODAG Bericht Nr. 12 2021, 10 und 16) bestätigt wurden. Daneben existieren unzählige Studien, die belegen, dass die Öffnung von Schulen und Kinderbetreuungseinrichtungen als Ort der Begegnung keinen wesentlichen Beitrag zum Infektionsgeschehen leistet. An dieser Tatsache hat sich nach neuesten Feststellungen der WHO Europe nichts durch die Verbreitung von Mutationen geändert – weshalb diese auch der Auffassung ist, dass Schulschließungen nicht das Mittel der Wahl zur Kontrolle der Pandemie sind: "Even with the wider spread of more infectious variants, there is no evidence that schools contribute in a major way to community transmission: school closures will not control the pandemic" (WHO 2021).

Aufgrund all dieser Erkenntnisse ist nicht zu bestreiten, dass Kinder und Jugendliche *auch* – überwiegend passiv – am Infektionsgeschehen teilnehmen, aber gerade *nicht aktiv* wesentlich zur Verbreitung von SARS-CoV-2 beitragen. Mitunter gibt es Anzeichen dafür, dass der Schulbesuch gar einen *protektiven Effekt* aufweist und vor schweren Verläufen einer COVID-19-Erkrankung schützen kann (Dugas et al. 2020, 315). Sie belegen aber vor allem, dass ungeachtet der Rolle von Kindern jedenfalls die bislang in Schulen getroffenen Maßnahmen einer Verbreitung des Virus wirksam verhindern konnten, sodass angesichts der Tatsache einer fortschreitenden Impfung der erwachsenen Bevölkerung, vor allem des Personals an Schulen, gerade keine weiteren Maßnahmen erforderlich sind und Maßnahmen daher zurückgefahren werden können und müssen (Heudorf/Gottschalk 2021).

2.4 Weitere psychische und physische Folgen durch die Corona-Maßnahmen

Die vielen psychischen und physischen Folgen haben ihre Ursache in den verschiedenen Maßnahmen, die zur Pandemiebekämpfung eingesetzt wurden und werden. Zu nennen sind hier die beschlossenen, aber auch die diskutierten Kontaktbeschränkungen (wie die 1-Freund-Regel) oder die Quarantänepflicht für Reiserückkehrer, die anders als in den meisten Ländern keine Ausnahmen für Kinder vorsah. Weiterhin zu nennen sind die bereits mehrfach angesprochene angststiftende Kommunikation seitens der Politik, die Schließung von Sportplätzen und -hallen, Spielplätzen und Schwimmbädern, Musikschulen und Freizeiteinrichtungen und natürlich die geschlossenen Bildungseinrichtungen. Neben den soeben genannten Folgen führen diese Maßnahmen auch zu gravierenden Rechtsbeeinträchtigungen zu Lasten der Kinder.

2.4.1 Psychische Folgen

Für Kinder und Jugendliche fällt seit über einem Jahr ein Großteil ihrer Lebensräume weg. Dies führt zu ganz erheblichen psychischen Folgen. Die Copsy-Studie hat gezeigt, dass fast jedes dritte Kind nach einem Jahr Pandemie psychische Auffälligkeiten zeigt. Vor der Pandemie war es nur jedes fünfte Kind. Vor allem Sorgen und Ängste, aber auch depressive Symptome und psychosomatische Beschwerden haben zugenommen (Ravens-Sieberer 2020).

Die JuCo-Studie hat offenbart, dass selbst Jugendliche, die gut sozial vernetzt sind, oftmals Einsamkeitsgefühle, Verunsicherung und Überforderung fühlen (Andresen et al. 2020, 16).

Zudem haben die fehlenden Möglichkeiten zur sportlichen Betätigung gerade im zweiten Lockdown dazu geführt, dass Kinder und Jugendliche sich weniger bewegten. Der Wegfall von Sportangeboten und das lange Sitzen während des digitalen Unterrichts sind Stressfaktoren (Fuchs u. Wunsch, Interview 2021). Anstatt sich zu bewegen und Stress abzubauen, nahm die Nutzung von Medien, gerade bei den 12- bis 19-jährigen um ca. 75 % zu. Viele Kinder, vor allem Jungen, weisen einen pathologischen und riskanten Medienkonsum, gerade im Bereich des Gaming auf (DAK Studie 2020, 66; Bühring 2020, 337).

Darüber hinaus fehlte der Kontakt zu Gleichaltrigen, was zu depressiven Episoden und gesteigerten Ängsten führte. Bei jugendlichen Mädchen führte das zu deutlich mehr Fällen von Essstörungen, bis hin zu selbstverletzenden Verhaltensweisen und Suizidgedanken (Berndt/Schroeder 2021).

Nach Auffassung des Neurobiologen Hüther besteht aber auch die Gefahr, dass die andauernde Einschränkung der kindlichen Lebenswelt bei Kindern zu einem überangepassten Verhalten führt. Die Kinder verlieren das Gefühl für ihre Bedürfnisse. Überdies lernen sie, dass Berührungen gefährlich sein können und dass sie z. B. Oma oder Opa anstecken können und daraufhin das Bedürfnis nach Nähe und Kontakt dauerhaft unterdrücken. Den Kindern wird ihre kindliche Unbekümmertheit genommen und eine altersgerechte Entwicklung erschwert (Seidel 2021).

Alles in allem sind die psychischen Folgen immens und werden sich langfristig auswirken. Sie resultieren aus den andauernden Pandemiemaßnahmen, welche einen ganz erheblichen Eingriff in die Rechte der Kinder auf psychische und physische Gesundheit darstellen. Art. 24 UN-KRK ist ein *individuelles Menschenrecht*, verleiht also jedem einzelnen Kind Rechte und beinhaltet neben einer Leistungsdimension auch die klassische Abwehrfunktion, sodass der Staat alles zu unterlassen hat, was zu Lasten der Gesundheit des Kindes geht; zudem muss er Angriffe Dritter abwehren (Schmahl, Art. 24 UN-KRK, Rn. 1 ff.). Dieser Verpflichtung – das muss man in aller Deutlichkeit sagen – kommt der Staat in der Pandemie nur unzureichend nach, um nicht zu sagen, dass er in die Gesundheit gerade von Kindern und Jugendlichen nachteilig eingreift, denn Gesundheit ist nicht nur die Abwesenheit von SARS-CoV-2-Erkrankungen, sondern umfassend – unter Einschluss des psychosozialen Wohlbefindens – zu verstehen.

2.4.2 Physische Folgen

Neben den psychischen und emotionalen Folgen greifen die Maßnahmen auch nachhaltig in die physische Gesundheit ein. Der Sportwissenschaftler Froböse bringt es auf den Punkt: „Wir produzieren die Kranken der Zukunft" (Becker 2021).

Kinder und Jugendliche befinden sich derzeit in einer außergewöhnlichen Situation, bei der gerade Sport helfen könnte, Stress abzubauen, die individuelle Gesundheit der Kinder zu fördern und damit auch das Immunsystem zu stärken (Ärztezeitung 2015). Dass gleichwohl fast sechs Monate kein regelhafter Sportbetrieb möglich war, führt, neben der vielfach zu beobachtenden Gewichtszunahme, auch zu Diabetes, Herz-Kreislauf-Erkrankungen sowie zum Verlust von motorischen und kognitiven Fähigkeiten, die für die gesunde Entwicklung von Kindern elementar sind (Becker 2021). So ermittelte eine Studie der TU München, dass neun Prozent der Kinder der Befragten an Gewicht zugelegt haben. Das betrifft besonders Schulkinder im Alter von zehn bis zwölf Jahren (Baumeister 2021). Das heißt, der Lockdown hat mittelbar Auswirkungen und verursacht enorme Kollateralschäden. So ist beispielsweise Adipositas nicht nur Treiber der Pandemie, sondern kostet jährlich 80.000 bis 100.000 Menschenleben in Deutschland (ebd.). Vor diesem Hintergrund ist der erneute *Sport-Lockdown* für ungeimpfte Kinder in vielen Bundesländern ein nicht zu rechtfertigender Eingriff in die Kinderrechte.

Auch der Verlust der Schwimmfähigkeit bzw. die fehlenden Möglichkeiten, Schwimmen zu lernen, führen zu erhöhten Gefahren. Besonders vom Ertrinken betroffen sind Kinder und junge Menschen. 2020 ertranken 18 Vorschulkinder und 5 Grundschulkinder (1 Kind mehr als 2019), während in den anderen Altersgruppen die Anzahl der Ertrunkenen abnahm (DLRG 2021).

2.4.3 Gewalt und Missbrauch

Während der Lockdowns gab es kaum Möglichkeiten, Vernachlässigung, Kindeswohlgefährdungen, im schlimmsten Falle (sexuellen) Missbrauch von Kindern und Jugendlichen zu entdecken. KiTa und Schule sowie andere Betreuungsangebote fielen als Schutz- und Kontrollinstanzen weg. Dadurch blieben viele Fälle unentdeckt, was man sehr gut daran erkennen kann, dass nach den Lockdowns die Zahlen der erfassten Kindeswohlgefährdungen sprunghaft anstiegen.

Durch fehlende Betreuungsmöglichkeiten während des Lockdowns stieg der Druck in den Familien. Dieser Druck äußerte sich häufig in gesteigerter Gewalt gegen Kinder (ntv 2021). Im Rahmen einer Studie kam ebenfalls heraus, dass 6,5 % der Befragten zugaben, ihre Kinder körperlich bestraft zu haben (Steinert/Ebert 2021).

Die Kriminalstatistik zeigt, dass 2020 152 Kinder gewaltsam zu Tode gekommen sind und es einen Anstieg um 53 % bei der sog. Kinderpornografie gibt (BKA 2021). Die Jugendämter in Deutschland haben im Jahr 2020 bei fast 60 600 Kindern und Jugendlichen eine Kindeswohlgefährdung festgestellt. Das waren rund 5 000 Fälle oder 9 % mehr als 2019 (destatis 2021).

Die logische Konsequenz daraus ist, dass Bildungseinrichtungen und auch Hilfsangebote für Kinder und Jugendliche so lange wie möglich offengehalten werden müssen. Sie sollten als Letztes schließen. Vorher müssen alle Mittel zu Eindämmung der Pandemie in der Erwachsenenwelt ergriffen werden, wie z. B. eine echte Home-Office-Pflicht für Beschäftigte, die es in vielen anderen europäischen Ländern gab. Es darf nie wieder passieren, dass Bildungseinrichtungen erst nach den Freizeiteinrichtungen für Erwachsene öffnen und vor diesen geschlossen werden.

2.4.4 Rechtliche Folgen

Die Maßnahmen der Bundes- und der Landesregierungen konterkarieren die derzeitige Diskussion, ob Kinderrechte ins Grundgesetz aufgenommen werden sollten. Wie oben bereits ausgeführt, gilt die UN-KRK als einfaches Bundesrecht, und Kinder sind als Menschen in besonderem Maße bereits durch die Grundrechte geschützt. Es ist also kein Mangel an Rechten vorhanden, sondern ein Mangel an Bereitschaft, diesen Rechten auch Wirkung zu verleihen. Zusammenfassend ist festzustellen, dass insbesondere Art. 3, 24, 28 und 31 der UN-KRK massiv beeinträchtigt werden, d. h. das Recht auf vorrangige Berücksichtigung der Kinder, das Recht auf psychische und physische Gesundheit, das Recht auf Bildung und das Recht der Kinder auf angemessene Teilhabe an Freizeit, kulturellem und künstlerischem Leben. Daneben werden seit nunmehr 20 Monaten die Würde der Kinder aus Art. 1 GG und das Recht auf körperliche Unversehrtheit aus Art. 2 GG von Politik, Gesellschaft und Justiz massiv missachtet; ein unhaltbarer Zustand für eine freiheitliche Demokratie.

3 Die wichtigsten Probleme auf Seiten der Eltern

Aus Platzgründen soll hier nur kurz darauf verwiesen werden, dass auch Eltern übermäßig belastet werden (vgl. Institut für Demoskopie Allensbach 2021).

Während die einen Existenzängste hatten und haben und möglicherweise ihren Job sogar verloren haben, stellte sich für andere die schier unlösbare Aufgabe, Home-Schooling der Kinder und den Job unter einen Hut zu bringen. Während Eltern vor den Schulschließungen im Durchschnitt eine halbe Stunde pro Tag gemeinsam mit ihrem Kind beim Lernen für die Schule verbracht haben, ist der Wert während der Distanzphasen auf gut eine Stunde angestiegen und damit das Engagement der Eltern (Wößmann et al. 2020, S. 31). Allerdings variiert dies, je nach

Alter und Veranlagung des Kindes stark. Neben der Lernbegleitung fallen aber auch weitere Aufgaben, wie Versorgung, Einkauf etc. an, die ebenfalls Zeit in Anspruch nehmen.

Den Familien bleibt während der Corona-Pandemie mithin nichts Anderes übrig, als zu funktionieren. Obwohl sie nach wie vor multipel belastet werden, hat die Politik ihnen mehrfach die Betreuung und Beschulung der Kinder während ihrer regulären Arbeitszeit zugemutet und damit konstatiert, dass es Lehr- und Erziehungspersonal eigentlich gar nicht braucht, denn das können ja die Eltern erledigen. Niemand käme auf die Idee, dies in anderen Berufsbereichen umzusetzen. Diese zusätzlichen Aufgaben gingen aber weder einher mit zusätzlichen echten Urlaubsansprüchen noch mit sonstigen Vorteilen, sondern es gab allenfalls eine anteilige Billigkeitsentschädigung nach dem IfSchG oder dem SGB V, verabschiedet mit hohen bürokratischen Hürden und vielen staatlichen Schlupflöchern und mangelnder Akzeptanz durch viele Arbeitgeberinnen und Arbeitgeber.

Während Regierung und Kirchen dazu aufgerufen haben, älteren Menschen beim Einkauf zu helfen, gab und gibt es keinen Aufruf zur Hilfe für Familien. Stattdessen werden Beratungsstellen geschlossen oder sind überlaufen. Familien bzw. Eltern befinden sich seit über anderthalb Jahren fast durchgehend in einer Doppelbelastungs-Falle und haben kaum noch Privatleben, denn selbst in den Zeiten, in denen Bildungseinrichtungen geöffnet waren, gab es häufig reduzierte Betreuungszeiten oder Quarantänen, die aufgefangen werden mussten. Kleine Hilfen in Form von Gutscheinen für Reinigungskräfte, Einkaufshilfen, Babysitterinnen und Babysitter oder Nachhilfekräfte wären sinnvoller als Einmalbeträge, die bei vielen Eltern wieder von der Steuer aufgefressen wurden.

„Die Menschen, *vor allem die Familien* [Hinzufügung der Autorinnen] in der europäischen Region brechen buchstäblich unter der Belastung von COVID-19 und seinen Folgen zusammen", erklärte WHO-Regionaldirektor Hans Kluge (EURO-WHO 2021).

Gerade Frauen tappen hierbei in die *Genderfalle*, denn in den Familien lässt sich vermehrt eine Rückkehr zu traditionellen Rollenbildern beobachten: Die zusätzliche Sorgearbeit übernimmt zumeist die Frau, sodass auch die Frauen viel häufiger ihre Arbeitszeit verringert haben und damit über noch weniger eigenes Einkommen verfügen als zuvor. Da auch vorher zumeist Frauen in Teilzeit gearbeitet haben, fällt das Kurzarbeitergeld geringer aus und gerade Alleinerziehenden droht die Armutsfalle (Pokorny 2021). Im ersten Lockdown haben Frauen in rund 16 % und damit im Vorjahresvergleich in etwa doppelt so vielen Familien weit überwiegend die Kinderbetreuung übernommen. Wenn Mütter im Home-Office arbeiten, erledigen sie auch mehr Sorgearbeit, während dies bei Vätern nicht der Fall ist (Jessen et al. 2021).

Frauen sind somit doppelte Verlierer: Einerseits übernehmen sie den Groß-teil der Sorgearbeit, andererseits erhalten sie weniger Erwerbseinkommen (Kohlrausch/Zucco 2020). Für die Gleichstellung ist das ein herber Rückschlag.

4 Fazit

Familien, vor allem aber Kinder und Jugendliche sind die Verlierer der Pandemie in Deutschland. Zugleich hat der Umgang mit Familien und ihren Kindern gezeigt, dass Deutschland ein kinderfeindliches Land ist und Familien auch gesamtgesell-schaftlich viel zu wenig Akzeptanz und Unterstützung erfahren. In der ganzen Pandemie ging es nie um die Kinder. Auch jetzt, wenn Politikerinnen und Politiker fordern, dass die Kinder doch jetzt mal dran sind und geimpft werden müssen, damit sie die Schule besuchen können, sind all diese Äußerungen letztlich ein Hohn und sollen nur eine weitere Rechtfertigung für weitere Eingriffe liefern. Claudia Bogedan, die ausgeschiedene Bildungssenatorin aus Bremen hat es in einem Spiegel-Interview zutreffend formuliert:

Wer monatelang eine Zero-Covid-Strategie fährt und immer noch härtere Maßnahmen fordert, kann doch jetzt nicht den moralischen Zeigefinger heben und uns erklären, wie sehr Kinder und Jugendliche unter den Schulschließungen gelitten haben. Da werde ich so sauer, das kann ich körperlich kaum aushalten. (Olbrisch 2021)

Literatur

Allensbach (2021) Ein Jahr Corona-Pandemie – Wie geht es Familien in der Krise? Zusammen-fassung von Kernergebnissen mit Schaubildern zu einer repräsentativen Elternbefragung im Februar 2021, https://www.ifd-allensbach.de/fileadmin/IfD/sonstige_pdfs/8262_Eltern_Corona_Krise_2021_fin.pdf. Zugriff am 30. September 2021.

Andresen S, Lips A, Möller R, Rusack T, Schröer W, Thomas S, et al (2020) Erfahrungen und Perspektiven von jungen Menschen während der Corona-Maßnahmen, Erste Ergebnisse der bundesweiten Studie JuCo, Universitätsverlag Hildesheim, Hildesheim, https://dx.doi.org/10.18442/120.

Anger C, Plünnecke A (2021) Schulschließungen – Auswirkungen und Handlungsempfehlungen, IW Report 44/2021, https://www.iwkoeln.de/studien/christina-anger-axel-pluennecke-schulschliessungen-auswirkungen-und-handlungsempfehlungen-513768.html. Zugriff am 30. September 2021.

Ärzteblatt (2021, 16. Juli) Debatte zum Coronaimpfen von Kindern: Ständige Impfkommission wehrt sich, Ärzteblatt online, https://www.aerzteblatt.de/nachrichten/125660/Debatte-zum-Coronaimpfen-von-Kindern-Staendige-Impfkommission-wehrt-sich. Zugriff am 19. August 2021.

ÄrzteZeitung (2015, 08. Dezember) Immunsystem lässt sich durch Sport ankurbeln, https://www.aerztezeitung.de/Medizin/Immunsystem-laesst-sich-durch-Sport-ankurbeln-234783.html. Zugriff am 19. August 2021.

Baumeister K (2021, 02. Juni) „Corona befeuert eine andere Pandemie", https://idw-online.de/de/news769982. Zugriff am 19. August 2021.

Becker L (2021, 21. Januar) Ingo Froböse: „Wir produzieren die Kranken der Zukunft" ipso.com, https://www.ispo.com/people/ingo-froboese-wir-produzieren-die-kranken-der-zukunft. Zugriff am 19. August 2021.

Berndt D, Schroeder V (2021, 19. Mai) Corona-Folgen: Wenn Verbote auf die Seele schlagen, SZ online, https://www.sueddeutsche.de/wissen/corona-lockdown-psyche-kinder-jugendliche-krankheiten-1.5297873. Zugriff am 19. August 2021.

BKA (2021, 26 Mai) Vorstellung der Zahlen kindlicher Gewaltopfer – Auswertung der Polizeilichen Kriminalstatistik (PKS) 2020, https://www.bka.de/DE/Presse/Listenseite_Pressemitteilungen/2021/Presse2021/210526_pmkindgewaltopfer.html. Zugriff am 19. August 2021.

BMI (2020) Szenarienpapier „Wie wir COVID-19 unter Kontrolle bekommen, https://www.bmi.bund.de/SharedDocs/downloads/DE/veroeffentlichungen/2020/corona/szenarienpapier-covid19.pdf?__blob=publicationFile&v=6. Zugriff am 30. September 2021.

Bühring P (2020) Onlinespiele und soziale Medien – Corona verstärkt die Sucht, Editorial Deutsches Ärzteblatt: 337, https://www.aerzteblatt.de/pdf.asp?id=214932. Zugriff am 30. September 2021.

CODAG (2021) Bericht Nr. 12 vom 01. April 2021, https://www.covid19.statistik.uni-muenchen.de/pdfs/codag_bericht_12.pdf. Zugriff am 30. September 2021.

DAK-Studie (2020) Mediensucht 2020 – Gaming und Social Media in Zeiten von Corona, DAK-Längsschnittstudie: Befragung von Kindern, Jugendlichen (12–17 Jahre) und deren Eltern, https://www.dak.de/dak/gesundheit/dak-studie-gaming-social-media-und-corona-2295548.html#/. Zugriff am 1. Oktober 2021.

Destatis (2021, 21. Juli) 9 % mehr Fälle: Jugendämter melden 2020 Höchststand an Kindeswohlgefährdungen, https://www.destatis.de/DE/Presse/Pressemitteilungen/2021/07/PD21_350_225.html. Zugriff am 30. September 2021.

Deutschen Gesellschaft für Pädiatrische Infektiologie (DPGI) (2021, 21. April) Stellungnahme von DGPI und DGKH zu Hospitalisierung und Sterblichkeit von COVID-19 bei Kindern in Deutschland, https://dgpi.de/wp-content/uploads/2021/04/Mortalitaet-Kinder-21_04_2021_korr.pdf. Zugriff am 30. September 2021.

DLRG (2021), Todesfälle durch Ertrinken 2020. Pressekonferenz des DLRG 09.03.2021, https://www.dlrg.de/fileadmin/user_upload/DLRG.de/Fuer-Mitglieder/AA_DLRG2019/die_dlrg/Presse/Statistik_Ertrinken/2020/dlrg-presse-ppt-ertrinken-2020.pdf. Zugriff am 19. August 2021.

Dugas M, Schrempf I, Ochs K, Frömmel C, Greulich L, Neuhaus P, et al (2020) Association of contact to small children with a mild course of COVID-19, International Journal of Infectious Diseases 100: 314–315, https://doi.org/10.1016/j.ijid.2020.09.003.

EURO-WHO (2021, 22. Juli) Psychische Gesundheit muss für alle ein Menschenrecht sein, WHO Veranstaltung, Pressemitteilung. Internetauftritt der WHO, Regionalbüro für Europa, https://www.euro.who.int/de/media-centre/sections/press-releases/2021/mental-health-should-be-a-human-right-for-all. Zugriff am 30. September 2021.

Felber C, Fittkau B, Frommel M, Guérot U, Hamed J, Hanke M, et al (2021) COVID-19 ins Verhältnis setzen, Alternativen zu Lockdown und Laufenlassen, https://coronaaussoehnung.org/wp-content/uploads/2021/07/Corona_ins_Verhaeltnis_setzen_Update_15-Juli-2021.pdf. Zugriff am 30. September 2021.

Fuchs S, Wunsch K (Interviewte) (2021) Bewegung macht Kinder und Jugendliche unempfindlicher gegen Corona-Frust – Ergebnisse der Mobilitätsstudie (MoMo) am Karlsruher Institut für Technologie – Campus-Report am 11.05.2021, https://publikationen.bibliothek.kit.edu/1000132653. Zugriff am 30. September 2021.

Geis-Thöne W (2020) Häusliches Umfeld während der Krise: Ein Teil der Kinder braucht mehr Unterstützung, IW-Report 15/2020, https://www.iwkoeln.de/studien/wido-geis-thoene-ein-teil-der-kinder-braucht-mehr-unterstuetzung.html. Zugriff am 30. September 2021.

Hammerstein S, König C, Dreisörner T, Frey A (2021) Effects of COVID-19-Related School Closures on Student Achievement-A Systematic Review, https://www.frontiersin.org/articles/10.3389/fpsyg.2021.746289/full. Zugriff am 30. September 2021.

Heudorf U, Gottschalk R (2021) Zweiter Corona-Sommer – und dann?, Hessisches Ärzteblatt, 07–08, https://www.laekh.de/fileadmin/user_upload/Heftarchiv/Einzelartikel/2021/07_08_2021/Corona-Sommer.pdf. Zugriff am 30. September 2021.

Jessen J, Spieß CK, Wrohlich K (2021) Sorgearbeit während der Corona-Pandemie: Mütter übernehmen größeren Anteil – vor allem bei schon zuvor ungleicher Aufteilung, DIW Wochenbericht 9: 131–139, https://doi.org/10.18723/diw_wb:2021-9-1.

Kohlrausch B, Zucco Al (2020) Die Corona-Krise trifft Frauen doppelt, Weniger Erwerbseinkommen und mehr Sorgearbeit, Policy Brief WSI, Nr. 41.

Lehmann JF (2020) Bilder und Angst – über Politik, Wissenschaft und Kommunikation in Zeiten von Corona, https://www.uni-bonn.de/de/neues/bilder-und-angst-2013-ueber-politik-wissenschaft-und-kommunikation-in-zeiten-von-corona. Zugriff am 30. September 2021.

Loss J, Boklage E, Jordan S, Jenny MA, Weishaar H, El Bcheraoui C et al (2021) Risikokommunikation bei der Eindämmung der COVID-19-Pandemie: Herausforderungen und Erfolg versprechende Ansätze, Bundesgesundheitsblatt – Gesundheitsforschung – Gesundheitsschutz: 294–303.

Ntv (2021, 21. Juli) Kindeswohl in Pandemie besonders gefährdet, ntv.de, mdi/ AFP, 2021, https://www.n-tv.de/panorama/Kindeswohl-in-Pandemie-besonders-gefaehrdet-article22696292.html. Zugriff am 11. September 2021.

Olbrisch M (2021) Bremer Schulsenatorin über Bildungspolitik in der Pandemie:»Ich habe so viel Wut im Bauch«, DER SPIEGEL 27/2021 / SPON, https://www.spiegel.de/politik/deutschland/bremen-schulsenatorin-ueber-bildungspolitik-ich-habe-noch-so-viel-wut-im-bauch-a-dec40816-0002-0001-0000-000178206292?context=issue. Zugriff am 19. August 2021.

Pokorny S (2021) Haushalt ist Frauensache? Familienleben vor und während der Corona-Pandemie, Berlin, https://www.kas.de/documents/252038/11055681/Haushalt+ist+Frauensache+%E2%80%93+Familienleben+vor+und+w%C3%A4hrend+der+Corona-Pandemie.pdf/1cbfcaa6-7fed-7c35-526d-128ffec70981?t=1626359751827. Zugriff am 30. September 2021.

Ravens-Sieberer U, Kaman A, Otto C, Adedeji A, Napp A, Becker M, et al (2021) Seelische Gesundheit und psychische Belastungen von Kindern und Jugendlichen in der ersten Welle der COVID-19-Pandemie – Ergebnisse der COPSY-Studie, Bundesgesundheitsblatt – Gesundheitsforschung – Gesundheitsschutz, https://doi.org/10.1007/s00103-021-03291-3.

Rbb24 (2021, 26. Mai), Berliner Politik streitet über Schulöffnung vor den Ferien, Inforadio, https://www.rbb24.de/politik/thema/corona/beitraege/2021/05/berlin-forderung-gruene-gebel-liecke-neukoelln-schuloeffnung-.html. Zugriff am 19. August 2021.

Reese N (2021, 11. Mai) Interview mit Prof. Dr. Tobias Hecker: Auswirkungen der Corona-Maßnahmen bei Kindern und Jugendlichen. #laut für Familien, https://lautfuerfamilien.de/interview-mit-prof-dr-tobias-hecker-auswirkungen-der-corona-massnahmen-bei-kindern-und-jugendlichen. Zugriff am 19. August 2021.

Schmahl S (2017) Kommentar zur UN-Kinderrechtskonvention, 2. Auflage, Nomos Verlag, München.

Schmid H (2021, 10. Februar) Folgen von Schulschließungen „Den Schaden macht niemand wieder gut", Tagesschau.de, https://www.tagesschau.de/ausland/oecd-schulen-coronavirus-schliessungen-101.html. Zugriff am 19. August 2021.

Seidel Ä (2021, 24. Januar) Neurobiologe Hüther über Lockdown-Folgen „Schule ist der Ort, wo Kinder ihre tiefsten Bedürfnisse stillen", Deutschlandfunk.de, https://www.deutschlandfunk.de/neurobiologe-huether-ueber-lockdown-folgen-schule-ist-der-100.html. Zugriff am 19. August 2021.

Steinert J, Ebert C (2021) Gewalt an Frauen und Kindern in Deutschland während COVID-19-bedingten Ausgangsbeschränkungen: Zusammenfassung der Ergebnisse, https://drive.google.com/file/d/19Wqpby9nwMNjdgO4_FCqqlfYyLJmBn7y/view. Zugriff am 30. August 2021.

Walger P, Heininger U, Knuf M, Exner M, Popp W, Fischbach T, et al (2020) Kinder und Jugendliche in der COVID-19 Pandemie: Schulen und Kitas sollen wieder geöffnet werden. Der Schutz von Lehrern, Erziehern, Betreuern und Eltern und die allgemeinen Hygieneregeln stehen dem nicht entgegen (DHKH-Studie), https://dgpi.de/wp-content/uploads/2020/05/Covid-19_Kinder_Stellungnahme_DGKH_19_05_2020_final_v6.pdf, Zugriff am 30. September 2021.

WHO (2021, 09. März) Findings of Fourth meeting of the Technical Advisory Group on Safe Schooling during the COVID-19 Pandemic, Regionalbüro für Europa, https://apps.who.int/iris/bitstream/handle/10665/340359/WHO-EURO-2021-2197-41952-57642-eng.pdf?sequence=1&isAllowed=y. Zugriff am 30. August 2021.

Wiarda JM (2021, 23. Juli) Die Macht eines Narrativs, Webblog, https://www.jmwiarda.de/2021/07/23/die-macht-eines-narrativ. Zugriff am 19. August 2021.

Wößmann L (2020) Folgekosten ausbleibenden Lernens: Was wir über die Corona-bedingten Schulschließungen aus der Forschung lernen können, ifo Schnelldienst: 38–44.

Wößmann L, Freundl V, Grewenig E, Lergetporer P, Werner K, Zierow L (2020) Bildung in der Coronakrise: Wie haben die Schulkinder die Zeit der Schulschließungen verbracht, und welche Bildungsmaßnahmen befürworten die Deutschen? ifo Schnelldienst: 25–39.

Young BC, Eyre DW, Kendrick S, White C, Smith S, Beveridge G (2021) Oxford-Studie: A cluster randomised trial of the impact of a policy of daily testing for contacts of COVID-19 cases on attendance and COVID-19 transmission in English secondary schools and colleges, https://www.medrxiv.org/content/10.1101/2021.07.23.21260992v1. Zugriff am 19. August 2021.

Johanna Luisa Börgermann

Die Schulsituation in der Pandemie aus Sicht der Landesschüler*innenvertretung NRW

unter Mitarbeit von Julius van der Burg und Pia Sophie Kogler

Dieser Beitrag beschäftigt sich damit, was in Schulen während der Pandemie aus Schüler*innenperspektive falsch gelaufen ist. Die Inhalte des Beitrags beruhen auf der Arbeit der Landesschüler*innenvertretung NRW, welche in regem Austausch zu Schüler*innen steht und deren Interessen vertritt. Dabei liegt der Fokus auf der dramatischen Chancenungleichheit des Home-Schoolings und es werden mögliche, langfristige Konsequenzen dargestellt. Des Weiteren wird ein Ausblick gegeben mit konkreten Vorschlägen, wie das Schulsystem krisensicher und gerecht(er) werden kann.

Nicht ohne Grund war *Schule* während der Pandemie eines der größten Themen in den Medien. Die Pandemie zeigte auf, dass Schule weder krisensicher ist, noch digitalisiert und modern. Die Probleme, die es im Schulsystem schon lange gibt, wie die fehlende Digitalisierung, veraltete Gebäude und den Lehrer*innenmangel, wurden durch die Pandemie nun gesehen.

Diese Probleme sind aber so tiefgreifend, dass sie nicht innerhalb von Monaten oder Jahren lösbar sind. Gerade in einer Pandemie ist es nicht möglich, die Probleme in ihrem Kern zu lösen. Stattdessen werden nur die Folgen bekämpft – mit eingeschränktem Erfolg. Dass Schule nie eine wirkliche Priorität der Landesregierung war, rächt sich in der Pandemie. So besagt eine Studie, dass im ersten Lockdown Schüler*innen genau so viel gelernt hätten wie in den Ferien – gar nichts. Dies unterstreicht die Situation von Schule in der Pandemie.

Schule in der Pandemie ist gut vergleichbar mit einem Kind, das gerade lernt zu schwimmen. Es kann sich über Wasser halten, mehr aber auch nicht. So waren die Lehrkräfte überfordert, es fehlte an Konzepten und die Landesregierung arbeitete mit einem Fokus auf Leistung und Abschlüssen, anstatt die Gesundheit der Schüler*innen zu priorisieren. Abschlüsse wurden standardisiert geschrieben und Schüler*innen weiterhin bewertet. Während die Welt in einer Ausnahmesituation ist, und damit Schule auch, ändert sich nichts am Bewertungssystem. Dies ist aus der Sicht der Schüler*innen einer der fatalsten Fehler des Krisenmanagements in Bezug auf Schule.

⋔ Open Access. © 2022 Johanna Luisa Börgermann [CC BY-NC-ND] Dieses Werk ist lizenziert unter der Creative Commons Attribution-NonCommercial-NoDerivatives 4.0 Lizenz.
https://doi.org/10.1515/9783110760361-003

Auch Chancenungleichheit ist eines der großen Themen. Home-Schooling war ein Privileg und für Schüler*innen aus sozialschwächeren Familien nur ein Euphemismus. Vor allem frustrierend war auch, dass gegen diese Umstände nichts getan wurde. Bis auf die Anschaffung von digitalen Endgeräten gab es keine Maßnahmen, welche die Chancen für Schüler*innen aus sozialschwächeren Familien auf gute Bildung bessern.

Auch die Schüler*innenvertretungsarbeit während der Pandemie war vor allem frustrierend. Die Präsenz in Medien und der rege Austausch mit der Politik sorgten zwar dafür, dass die Popularität von Schüler*innenvetretungsverbänden stieg, änderte aber nichts an dem politischen Diskurs und den Maßnahmen an Schulen. Die Meinung der Schüler*innen wurde gehört, aber nicht ernst genommen. Genau deshalb war Schule in der Pandemie so negativ für Schüler*innen: Die Wünsche wurden abgetan unter dem Motto, Politik und Erwachsene wüssten besser, was die Schüler*innen brauchen. Diese Annahme sorgte dafür, dass Schule von Erwachsenen für Schüler*innen organisiert wurde, anstatt die Betroffenen in den Entscheidungsprozess einzubeziehen.

Zusammenfassend lässt sich sagen, dass Schule in der Pandemie nicht funktioniert hat. Es hat sich gezeigt, dass man das Schulsystem neu denken muss und Schüler*innen ernst nehmen sollte, wenn man zu ihren Gunsten Entscheidungen treffen will. Bis jetzt scheint es nicht, als hätte die Politik aus ihren Fehlern gelernt. Trotzdem kann diese Pandemie ein Sprungbrett sein, um Schule krisensicher, modern und gerechter zu gestalten. In Schulen ist in den ersten 18 Monaten der Pandemie viel falsch gelaufen und es braucht nun kurzfristige Maßnahmen und langfristige Konzepte, um Corona zu verarbeiten und Schule krisensicher zu machen.

1 Welche Themen waren in den letzten Jahren für die Schüler*innen besonders brennend?

Die Pandemie hat vor allem die Schule und das Schulsystem vor besondere Herausforderungen gestellt. Diesen musste sich die Schule als System stellen, aber auch alle Schüler*innen standen vor besonderen Herausforderungen, die den Schulalltag und das Leben in der Schule stark verändert haben. Deswegen gab es in der Coronazeit einige Themen, die das Schulleben der Schüler*innen bestimmt haben. Ein großes Thema war die psychische Gesundheit.

Die Zeit des Home-Schoolings bedeutete für viele Schüler*innen, dass der Leistungsdruck sich verstärkte, der im deutschen Schulsystem (auch außerhalb der Coronapandemie) den Schulalltag bestimmt. Auch der soziale Ausgleich, der normalerweise durch Treffen mit Freund*innen möglich, war durch die notwendigen Corona-Beschränkungen, nicht mehr gegeben. In Verbindung mit der Angst vor einem schweren COVID-Verlauf oder der Angst um Familienmitglieder und Freunde sorgte dies bei vielen Schüler*innen dafür, dass sie dem Unterrichtsstoff nur schwer oder gar nicht mehr folgen konnten und die seelische Gesundheit bei vielen stark litt.

Hinzu kam, dass Fälle häuslicher Gewalt zugenommen haben. Kontrollmechanismen, wie zum Beispiel ein*e Klassenlehrer*in, die Verletzungen und blaue Flecken bemerken kann, gab es durch den Distanzunterricht im Home-Schooling nicht mehr, auch Vernachlässigung im häuslichen Kontext konnten nicht mehr durch die Schule bemerkt und aufgefangen werden.

Auch die Benotung des Home-Schoolings führte zu einigen Problemen. Für Lehrer*innen war es häufig nur schwer möglich, den individuellen Lernstand und Leistungsstand einzelner Schüler*innen zu ermitteln. Dadurch war auch die Notengebung schwer bis unmöglich. Dazu kommt, dass im Home-Schooling der sozioökonomische Hintergrund der Familie des*r einzelnen Schüler*in noch entscheidender für den individuellen Bildungserfolg wurde. In einigen Familien konnte beim Erklären von Themen geholfen werden, die technische Ausstattung war gegeben, um am Distanzunterricht teilzunehmen, oder es gab eine ruhige Lernumgebung, wie zum Beispiel einen eigenen Raum, in dem nicht noch andere Menschen arbeiteten. Dies alles sorgt dafür, dass sich die erbrachten Leistungen drastisch verschieben, da es nicht nur auf das erbrachte Engagement und die Motivation ankommt, sondern in erster Linie auf die sozioökonomischen Möglichkeiten der Familie.

Es wurden zwar einige Maßnahmen ergriffen, um die beschriebenen Probleme zu bekämpfen, wie zum Beispiel das Verteilen von mobilen Endgeräten und das Einrichten von Study-Halls, also Räumen, aus denen Schüler*innen am Distanzunterricht teilnehmen konnten. Diese Maßnahmen waren zwar wichtig, aber nicht weitreichend genug, um die sozialen Ungerechtigkeiten, die durch die Coronapandemie aufkommen, zu bekämpfen. Wenn in den kommenden Jahren nicht darauf geachtet werden wird, die Schüler*innen aufzufangen, die durch die Coronapandemie und ihre häuslichen Umstände abgehängt wurden, wird die Pandemie die soziale Gerechtigkeit und die Aufstiegsmöglichkeiten für viele Menschen stark zurückwerfen.

Die Schulabschlüsse, wie zum Beispiel das Abitur, waren ein weiteres Thema, das viele Schüler*innen stark beschäftigte. So mussten Schüler*innen ein zentrales Abitur schreiben, das zwar durch kleine Anpassungen der besonderen Situation gerecht werden sollte, dies aber nicht konnte. Das Abitur, das auch außerhalb von der Coronapandemie kaum Vergleichbarkeit schafft, schaffte in diesem Jahr noch weniger Vergleichbarkeit, weil die Situation der Schüler*innen von

Schule zu Schule und von Elternhaus zu Elternhaus stark variierte. Einige Schüler*innen hatten mehr Präsenzunterricht als andere und auch der Distanzunterricht funktionierte von Schule zu Schule unterschiedlich gut. Dies führte dazu, dass die Möglichkeiten zur Vorbereitung auf Abschlussprüfungen im Präsenzunterricht von Prüfling zu Prüfling sehr unterschiedlich waren.

2 Welche Rolle kam der LSV zu?

Die Landesschüler*innenvertretung (LSV) NRW ist die Interessenvertretung aller etwa 2,6 Millionen Schüler*innen Nordrhein-Westfalens. Vor Corona fokussierte sich die Arbeit der LSV NRW vor allem auf eine langfristige Neugestaltung von Schule und forderte bspw. die Einführung der Inklusiven GanztagsGesamtSchule (IGGS). Während der Pandemie rückte Schule, und damit auch Schüler*innenvertretungsarbeit, in den Fokus. Die LSV NRW war präsenter in den Medien und konnte den Grad an Bekanntheit signifikant steigern. Dadurch erreichten den Landesvorstand der LSV NRW viele Anfragen und Mails, in welchen Schüler*innen ihre Sorgen, Wünsche und Frust verdeutlichten. So herrscht seit März 2020 enger Kontakt mit Schüler*innen, welche an die LSV NRW herantreten. Die LSV NRW versteht sich als Gemeinschaft und Lobby für die Schüler*innen NRWs und unterstützte und beriet jede*n, welche*r sich meldete. Des Weiteren etablierte die LSV monatliche Angebote des Austauschs und startete Social-Media-Kampagnen, um mit den Schüler*innen in Kontakt zu treten. Zusammenfassend entwickelte sich die LSV NRW zu einem Anlaufpunkt für alle besorgten Schüler*innen und vereinigte deren Sorgen in einer lauten Stimme gegen das Krisenmanagement der Landesregierung.

Darüber hinaus wurde die Rolle der LSV als Interessenvertreter der Schüler*innen immer wichtiger. Schule und die immensen Einschränkungen im Schulalltag rückten in den Fokus der Medien. Schüler*innen schienen interessant – dadurch nahm die LSV schnell die Rolle der repräsentativen Stimme in Politik und Medien ein. Pressemitteilungen, Pressetermine und der Austausch mit Politiker*innen dominieren seit März 2020 die Arbeit der LSV. Dadurch rückte die LSV von ihrer Arbeit ab, welche sich mit langfristigen Problemen auseinandersetzte, und wurde deutlich tagesaktueller. Die LSV gewann an Popularität bei Schüler*innen, Eltern, Lehrer*innen und Politiker*innen und konnte im Austausch mit Verbänden und dem Ministerium für Schule und Bildung die Schüler*innen effektiver vertreten. Daraus resultierte, dass die LSV nicht nur in den Medien ihre politische Stimme für die Schüler*innen stärken konnte, sondern sich auch die Politiker*innen durch den öffentlichen Druck mit den Positionen und Meinungen der Schüler*innen NRWs auseinandersetzen mussten. So konnte die LSV kleine Erfolge während der Pandemie verzeichnen, wie bspw. das Wegfallen der Abweichprüfungen bei verbesserten Noten.

Diese Arbeit und die neuen Funktionen der LSV sind weiterhin aktuell und geben eine hoffnungsvolle Perspektive: Auch nach der Pandemie gibt es in der Schule Probleme, die von der Pandemie aufgezeigt wurden. Schüler*innen dürfen jetzt nicht von der Bildfläche verschwinden, sondern müssen im politischen Diskurs weiterhin präsent bleiben. Die LSV möchte ihre Rolle als öffentlicher Vertreter deshalb beibehalten und die Pandemie als Sprungbrett nutzen, um Bildung und Schule endlich in der politischen Debatte zu priorisieren.

3 Welche Themen wurden von Mitschüler*innen an uns herangetragen?

Mit der zunehmenden Popularität der LSV NRW wuchs auch die Anzahl an Mails, welche von Schüler*innen aus ganz NRW geschrieben wurden. Dabei wurden nicht nur die verschiedensten Schicksale während des Lockdowns beschrieben, sondern auch diverse Sorgen und Befürchtungen geteilt.

Vor allem während des Home-Schoolings teilten Schüler*innen ihre Ängste darüber, wie der neue Lernort, oft das eigene Kinderzimmer, ihre Leistungen beeinflussen wird. Da Distanzunterricht von Lehrkräften seit August 2020 bewertet wurde, standen die Schüler*innen im Home-Schooling unter extremem Druck – sie mussten eigenständig und alleine lernen unter den unterschiedlichsten Voraussetzungen. So gibt es Schüler*innen, welche von einem starken Leistungsabfall, fehlendem Onlineunterricht und nur Langzeitaufgaben berichten, während andere Schulen das Konzept Digitalunterricht schnell und gut umsetzen konnten. Diese Ungleichheit bestärkt für Schüler*innen die Absurdität einer Bewertung des Home-Schoolings. Viele fragten frustriert, in welcher Welt es fair sei, dass ein*e Schüler*in, welche*r zu Hause auf drei Geschwisterkinder aufpassen muss, auf der gleichen Grundlage bewertet wird wie das Einzelkind, das während des gesamten Lockdowns Nachhilfestunden hatte? Die Frage nach der Gerechtigkeit und dem Sinn hinter einer starren Bewertung des Distanzunterrichtes ist nun aktueller denn je, denn die Lernlücken, welche durch die Lockdowns entstanden sind, führen nun dazu, dass Schüler*innen im Präsenzunterricht abgehängt sind. Diese Schüler*innen stehen vor der Herausforderung, Unterrichtsinhalte von etwa fünf Monaten Home-Schooling allein aufzuarbeiten, zu wiederholen und zu riskieren, dass der angestrebte Schulabschluss im Endeffekt nur ein Traum bleibt. „Es wird erwartet, dass wir uns an die Pandemie anpassen, und nicht die Pandemie an uns", fasst der Landesvorstand in einer Pressemitteilung zu den Aufholangeboten während der Sommerferien 2021 die Sorgen und das große Problem der Schüler*innen zusammen.

Ein weiterer großer Kritikpunkt der Schüler*innen waren die fortlaufenden Klausuren und Abschlussprüfungen. Das Ministerium für Schule und Bildung NRW entschied sich früh dagegen, jegliche Inhalte für die nächsten Abschlussjahrgänge anzupassen, weiterhin wurde nach den standardisierten Lehrplänen unterrichtet. Daraus resultierte auch, dass Klausuren und Abschlussjahrgänge bis auf kleinste Veränderungen wie immer geschrieben wurden. Auch dies hielten und halten die Schüler*innen NRWs für ungerecht und befürchten, dass die Inhalte in Prüfungen zu schwer seien – schließlich sorgte der Distanzunterricht dafür, dass viele Kurse und Klassen hinter den Lehrplänen zurückblieben. Die Befürchtungen der Schüler*innen bewahrheiteten sich letztendlich auch: Die Abiturklausuren in den Fächern Mathematik und Englisch wurden stark kritisiert. Viele Schüler*innen teilten ihre Wut darüber, dass das Ministerium entgegen der eigenen Ankündigung handelte, faire, und an die Pandemie angepasste Klausuren zu stellen.

Darüber hinaus stellt das *Hin- und Her* in Entscheidungen und Schulöffnungen ein großes Problem für die Schüler*innen da, welche bemängeln, dass sie keine Sicherheit verspüren und deshalb unsicher in ihren Schulalltag hineinleben. Dies ist in einer Zeit, welche sowieso von Unsicherheit geprägt ist, eine besondere Belastung, denn Schule ist für Schüler*innen das stabile Standbein ihres Lebens. Diese Dynamik in Entscheidungen zieht sich mittlerweile durch die ganze Pandemie und wird seit jeher stark kritisiert.

Aus den genannten Erfahrungen entwickelte sich der Eindruck, dass Noten und Abschlüsse im Krisenmanagement des Schulministeriums oberste Priorität haben. So erzählen viele Schüler*innen, dass ihre seelische Gesundheit stark unter dem Leistungsdruck, der Isolation und der sozialen Verarmung litt und leidet. Anstatt die ganze Zeit Klausuren zu schreiben, hätten sie viel eher ein Angebot gebraucht, dass die Zeit im Home-Schooling verarbeitet – zusammen mit Schulsozialarbeiter*innen und Schulpsycholog*innen. Trotz diesen Feedbacks, welches auch von Expert*innen unterstrichen wird, wurde auch nach der Rückkehr in den Präsenzunterricht am 31.05.2021 der Fokus auf Klassenarbeiten gesetzt, egal ob in Klasse 5 oder 12. Dies sorgte dafür, dass die seelische Belastung der Schüler*innen sich weiter intensivierte – die Vorfreude auf die Freunde war gedämpft und der Fokus lag auf den Leistungen. Dies berichten nicht nur Schüler*innen, sondern auch besorgte Eltern, welche appellieren, dass Schule in besonderen Zeiten eben auch besonders, und nicht standardisiert, gedacht werden müsse.

4 Langfristige Folgen

All diese Herausforderungen in der Pandemie werden vermutlich auch langfristig Schule und Schüler*innen beeinflussen. Auch wenn die Pandemie vorbeigeht, bleiben die Lernlücken. In Bezug auf diese Lernlücken muss auch darüber nachgedacht werden, was die Pandemie für die Chancengleichheit bedeutet hat.

Home-Schooling war für viele Schüler*innen ein Euphemismus und keine Realität. Die Ungleichheit, die in Schulen aufgrund von sozialer Herkunft sowieso herrscht, wurde durch die Pandemie befeuert. So saßen Schüler*innen ohne Unterstützung und mit veralteten Geräten zu Hause und verloren den Anschluss an den Unterricht. Dadurch entstanden bei diesen Kindern größere Lernlücken, welche ohne Tutor*innen oder individuelle Unterstützung nicht mehr aufzuarbeiten sind. Diese Angebote sind aber meist durch finanzielle Mittel zu erwerben – Mittel, die gerade Schüler*innen aus sozial schwächeren Schichten nicht haben. Das bedeutet, dass diese Schüler*innen in den Präsenzunterricht starten mit Lernlücken und ohne Aussicht auf Unterstützung. Dies führt zu schlechten Noten und kann langfristig auch über den Schulabschluss entscheiden. Ein Schulabschluss bestimmt im Endeffekt auch die Möglichkeiten, die ein Mensch im Leben hat. Daher befürchtet die LSV NRW, dass durch die Pandemie die *Vererbung von sozialen Ungleichheiten* noch intensiver wird, da nicht-privilegierte Schüler*innen im Home-Schooling alleine gelassen wurden und ihrer Situation ausgeliefert waren.

Erschwerend kommt hinzu, dass auch der Distanzunterricht seit dem Schuljahr 2020/2021 bewertet wird. Das bedeutet, dass Schüler*innen neben den finanziellen Sorgen in ihrer Familie und fehlenden digitalen Geräten trotzdem einen Weg finden mussten, Leistung zu zeigen. Aus Nachrichten an die LSV NRW geht hervor, dass den Schüler*innen währenddessen durchaus bewusst war, in was für einer ungerechten Lage sie sich befinden. So saßen einige Mitschüler*innen mit privaten Tutor*innen und guter technischer Ausstattung zu Hause, während andere auf vier Geschwister aufpassen mussten und sich mit diesen auch ein Gerät teilten. Obwohl also zu Hause keine Vergleichbarkeit zum Bewerten für die Lehrkraft vorlag, wurden Schüler*innen allein anhand ihrer schulischen Leistung bewertet. Diese Ungerechtigkeit frustrierte vor allem jene Schüler*innen, welche zu Hause schlechtere Bedingungen hatten. Durch Corona selektiert Schule also passiv nach sozialer Herkunft und bestimmt kurzfristig Noten und langfristig Lebensrealitäten von Schüler*innen.

Dies betrifft auch die Jüngsten. In einem WDR5 Tagesgespräch erzählte ein besorgter Vater die Geschichte seiner 9-jährigen Tochter. Die Familie waren Immigranten und dadurch war es den Eltern nicht möglich, ihrer Tochter schulische Unterstützung während des Home-Schoolings zu geben. Nun befürchtet er, dass seine Tochter doch keine Gymnasialempfehlung bekommen und stattdessen auf eine Realschule gehen werde. Corona und die Bedingungen zu Hause seien die einzigen Gründe dafür, dass sein Kind schlechtere Chancen auf einen hohen Bildungsweg bekomme. Dieses Beispiel ist nur ein Schicksal von vielen, welche durch die Pandemie langfristig negativ beeinflusst werden. So gab es allein im ersten *Corona-Schuljahr* doppelt so viele Schulabbrecher*innen, wie in dem Jahr zuvor.

Dies ist alarmierend und zeigt, dass Schule jetzt andere Prioritäten braucht, als alle Inhalte des Lehrplans zu erarbeiten. Dabei darf auch nicht vergessen werden, dass die Schüler*innen unter der Pandemie seelisch gelitten haben. Psycholog*innen warnen schon lange vor den Folgen, die die Pandemie auf die seelische Gesundheit von jungen Menschen haben wird. Der Leistungsdruck in der Schule bestärkte neben der Isolation den Druck und die Verzweiflung der jungen Menschen. Wenn Schule jetzt wie gewohnt weitermacht und nur Leistung anstatt den Menschen sieht, dann ist zu befürchten, dass noch mehr Schüler*innen sich in dem Druck verlieren und sich alleine gelassen fühlen. Deshalb braucht es nun Angebote an Schulen, um die Erfahrungen mit der Pandemie zu verarbeiten. Darüber hinaus müssen die Lerninhalte auf die Pandemie und die Zeit im Home-Schooling angepasst werden, anstatt Inhalte unter Zeitstress und ohne wirkliche Zeit zum Erklären zu vermitteln. „Das seelische Wohl der Schüler*innen muss wichtiger sein, als das Ablegen von Prüfungen oder das standardisierte Bewerten!", betonte die LSV NRW in einer Pressemitteilung zusammenfassend.

5 Jugendpartizipation – Mitbestimmung während der Pandemie

Die Coronapandemie hat unser aller Leben maßgeblich beeinflusst und viele ungewohnte Dinge ganz alltäglich gemacht. Wer vor ein paar Jahren prophezeit hätte, dass wir demnächst alle mit Masken herumlaufen würden und Jens Spahn auf einmal fast relevanter ist, als die Bundeskanzlerin, wäre damals für verrückt erklärt worden. Doch die Pandemie hat genau dazu geführt.

Aber auch im Bereich Schule entstanden viele Veränderungen in diesen besonderen Zeiten. Dabei wurde eins schon zu Beginn der Pandemie klar: Bei all diesen Veränderungen, die aus gesundheitlicher Sicht notwendig waren, würde die Landesregierung dieselben Fehler begehen, wie sie es seit 2017 schon tut. Durch die Maßnahmen wurde das Leben der Schüler*innen massiv verändert. Natürlich ist das bei allen Bevölkerungsschichten der Fall gewesen, Schüler*innen sind dabei aber, in ihrem zur Gesamtbevölkerung verhältnismäßig jungen Alter, viel mehr auf soziale Kontakte und auch die verschiedenen Freiheiten angewiesen, als es andere sind.

In einer Zeit, in der Kinder Grundlagen der sozialen Teilhabe an der Gesellschaft erleben, in der Jugendliche die Autonomie vom Elternhaus anstreben und in der die wichtigsten sozialen Grundlagen für das zukünftige Leben entstehen, ist Isolation das Destruktivste, was in dieser Situation passieren kann. Wenn man dann Kontakte reduzieren muss, wie es in der Coronapandemie unstrittig der Fall war, ist es notwendig, dies im Abwägen zwischen medizinischer Gesundheit und sozialen Komponenten zu tun. Es muss demnach natürlich überlegt werden, welche Einschränkungen, unter Berücksichtigung dieser Faktoren, sinnvoll sind.

Und nicht nur oben Genanntes muss in seiner Sinnhaftigkeit kontrovers diskutiert werden, sondern auch andere Maßnahmen. Aus schulpolitischer Sicht heißt das beispielsweise, wie man mit einer durch die Pandemie verstärkten starken Chancenungleichheit umgeht, wie Unterricht auf Distanz am besten auszusehen hat und wie Schüler*innen in dieser schwierigen Zeit entlastet werden können, anstatt sie durch den enormen Leistungsdruck weiter in Existenzsorgen zu treiben.

Um einen solchen Austausch aber zu erreichen, braucht es vor allem eins – die Meinung der wirklich Betroffenen. Wie soll man auch Maßnahmen beschließen, wenn man selbst zuletzt vor 30 Jahren eine Schule von innen gesehen hat und keinen Vergleichswert hat, welche Maßnahmen welche Wirkung erzielen? Immerhin gehen vermutlich die meisten Politiker*innen einfach davon aus, dass mit mehreren Milliarden Euro für digitale Endgeräte alle Probleme der Schulen gelöst sind, ohne die eigentliche Realität in Schulen zu kennen. Realität ist nämlich, dass von solchen Geldern kaum etwas die Schulen überhaupt erreicht. Die Probleme von Schule sitzen viel tiefer als nur in der schlechten Ausstattung und dem hohen Investitionsstau, der am Ende nur eines der vielen Puzzleteile für eine gerechte Bildung und eine lebenswerte Schule ist. Wie auch, wenn am Ende für die Entscheidung schlichtweg die Erfahrungsberichte fehlen, die nur durch einen pluralistischen Austausch erlangt werden können?

Dennoch davon auszugehen, dass man ohne diesen Bezug schulpolitische Angelegenheiten lösen kann, ist der ständige Irrglaube der schwarz-gelben Landesregierung – der ständige Fehler, wie sie ihn schon seit 2017 begeht. Es benötigt also einen zivilgesellschaftlichen Prozess, um durchzusetzen, dass politische Entscheidungen immer unter Anhörung von Betroffenen besprochen werden müssen, die die Maßnahmen wirklich erleben und die aus der Praxis über den realen Alltag berichten können.

Im Falle der Schule braucht es dafür vor allem Schüler*innen, die aktiv in die Entscheidungsfindung eingebunden werden. Erst wenn Schüler*innenvertre-

tungen auf kommunaler, Bezirks- und Landesebene mit verbindlichem Mitbe-
stimmungsrecht in die politischen Gremien aufgenommen werden, kann sich die
Schule nachhaltig und progressiv entwickeln. Das Bedürfnis der Schüler*innen
für eine nachhaltige Partizipation sieht man spätestens seit ein paar Jahren durch
die *FridaysForFuture*-Bewegung und viele weitere Gruppen aus der Klimagerech-
tigkeitsbewegung.

Auch wir Schüler*innen versuchen uns immer wieder bestmöglich in politische Entscheidungen einzubringen. Gerade durch die Coronapandemie war es
fast unumgänglich für viele Schüler*innen, mit der politischen Arbeit anzufan-
gen, da viele Maßnahmen katastrophale Auswirkungen auf den Schulalltag hatten. Gegen solche Maßnahmen wollten und wollen sich viele Schüler*innen einbringen, um progressivere Regelungen umzusetzen. Immerhin ist diese Art des
Engagements für viele die einzige Möglichkeit, ihre Ideen in die Politik zu tragen,
wenn man nicht einmal wählen darf, um die Regierung mitzubestimmen. Doch
gerade in solchen Situationen schafft es die Regierung immer wieder, gerade kritische Stimmen zu überhören und Schüler*innen aus dem politischen Diskurs her-
auszuhalten.

6 Was wünschen wir uns von der Politik und der Gesellschaft?

Schule existiert nicht in einem luftleeren Raum. Sie ist ein Spiegel der Gesellschaft
und muss als solcher betrachtete werden. Deswegen können wirkliche Veränderungen nur erreicht werden, wenn wir uns als Gesellschaft den großen Problemen
annehmen, die in der Schule sichtbar werden und uns wirklich die Frage stellen,
was sich gesamtgesellschaftlich verändern muss, damit Schule mehr als nur ein
Ort wird, an dem Schüler*innen Wissen eingetrichtert wird, ein Ort des gemeinsamen Lernens, der gemeinsamen Entwicklung und des gemeinsamen Lebens.

Im Moment jedoch ist Schule ein Ort, an dem ein enormer Leistungsdruck
herrscht. Schule soll Schüler*innen an die spätere Arbeit gewöhnen und an den
Druck, der im Berufsleben herrscht. Deswegen müssen sich Dinge wie seelische
Gesundheit und die Entwicklung des einzelnen häufig hintenanstellen. Auch in
der Pandemie ließ sich beobachten, dass körperliche und seelische Gesundheit
sich der Benotbarkeit unterordnen mussten. So wurde zum Beispiel das Abitur
mit nur kleinen Veränderungen geschrieben, während viele Schüler*innen gerade stark unter psychischen Problemen litten und große Angst vor Erkrankungen
hatten.

Das Problem mit Benotungen startet aber eigentlich schon viel früher. Noten geben den Eindruck, als seien sie objektiv und würden für Vergleichbarkeit sorgen. Dieses Gefühl ist aber falsch. So hört man immer wieder davon, dass zum Beispiel NRW ein leichteres Abitur habe als Bayern, aber die Probleme mit der Vergleichbarkeit gehen noch tiefer: So kann es schon einen großen Unterschied machen, an welcher Schule man unterrichtet wird, weil der Stand der technischen Ausstattung sehr unterschiedlich sein kann. Schon die Frage, bei welcher Lehrperson man unterrichtet wird, kann einen großen Einfluss auf die Benotung haben. Deswegen fordert die LSV NRW die Abschaffung der Noten, sodass die Entwicklung von Schüler*innen wieder Vorrang hat vor dem Versuch, eine gute Note – die kaum eine Aussagekraft über die jeweiligen Schülerinnen und Schüler hat – zu bekommen. Außerdem muss die Gesellschaft ihre Wahrnehmung von Noten verändern. Menschen sind viel mehr als ihre Noten. Das ständige Achten auf die Noten verstärkt den Leistungsdruck enorm und sorgt bei einigen Schüler*innen für große Probleme mit der seelischen Gesundheit.

Darüber hinaus muss Schule ein Ort werden, an dem alle Schüler*innen zusammen leben und lernen können. Dafür muss die Mehrgliedrigkeit des Schulsystems aufgehoben werden. Häufig wird schon nach der vierten Klasse die Zukunft des*der Einzelnen bestimmt. Dabei sind die sozioökonomischen Hintergründe der Schüler*innen entscheidender als die Leistungen, die man tatsächlich erbringen kann. Zudem verändern sich Schüler*innen nach der vierten Klasse noch stark, sodass eine Einteilung viele Chancen verdirbt. Ein Ort an dem alle zusammen lernen beinhaltet aber auch Menschen mit Behinderung, die in unserem Schulsystem auf Förderschulen kommen, auf denen nur Menschen mit Behinderungen sind. Es braucht aber einen Ort des gemeinsamen Lernens, bei dem niemand aufgrund seiner Herkunft, seiner Hautfarbe oder wegen einer Behinderung diskriminiert wird. Damit die Schule aber ein solcher Ort werden kann, muss die Gesellschaft die Exklusion von Menschen mit Behinderung stoppen. Menschen mit Behinderung müssen an der Gesellschaft teilnehmen können und alle Chancen haben können, die Menschen ohne Behinderung auch haben. Dafür muss mit einem Wirtschaftssystem gebrochen werden, das Menschen aufgrund ihrer Leistungsfähigkeit diskriminiert. Es braucht also eine Inklusive-Ganztags-Gesamtschule, in der Schüler*innen zusammen lernen und leben können und in der niemand aufgrund dessen, was er*sie leisten kann, diskriminiert wird. Dafür braucht es eine Gesellschaft, in der jede*r teilhaben kann, egal, wie der sozioökonomische Hintergrund aussieht, oder ob Menschen eine Behinderung haben oder nicht.

Zudem müssen Schüler*innen eine feste Rolle in den politischen Entscheidungsprozessen bekommen. Es muss feste Partizipationswege geben, die Gehör in der Politik finden und es braucht ein Demonstrationsrecht für Schüler*innen während der Schulzeit, sodass Schüler*innen sich Gehör verschaffen können. Wie soll sonst eine Schule entstehen, die das Beste für Schüler*innen will, wenn die Betroffenen nicht einmal angehört werden?

Um die Folgen der Coronapandemie abzumildern, braucht es kurzfristig eine Dezentralisierung der Abschlüsse sowie eine Anpassung der Lehrinhalte. Auch muss es neue Konzepte für Home-Schooling geben wie bspw. kostenlose Tutor*innen für Schüler*innen, sowie das Aussetzen der Bewertung im Distanzunterricht. Darüber hinaus müssen Schulpsycholog*innen sowie Schulsozialarbeiter*innen eingestellt werden, welche mit den Schüler*innen die Pandemie verarbeiten. Die Schulpolitik muss jetzt zeigen, dass die Schüler*innen als Menschen wichtiger sind als gute Noten und standardisiertes Bewerten. Langfristig aber braucht es die oben genannten Maßnahmen, um Schule krisensicher und gerechter zu gestalten.

Zusammenfassend bedarf es einer an ihre Wurzel gehende Umstrukturierung unserer Gesellschaft. Denn eine Schule, die dem Leistungsdruck und der kapitalistischen Logik unterworfen ist, wird allerhöchstens Menschen erzeugen, die großen Druck gewohnt sind – und nicht selbsterfüllte Individuen, die zur Teilhabe in der Gesellschaft erzogen wurden.

Menno Baumann

Nicht mehr Kind, noch nicht erwachsen: Entwicklungsbedürfnisse Jugendlicher in der Zange der Pandemie

Als Professor für Intensivpädagogik, Entwicklungswissenschaftler und pädagogischer Praktiker im Feld der Kinder- und Jugendhilfe hat mich die Pandemie von Beginn an vor allem bezüglich der psychosozialen und familiendynamischen Folgen beschäftigt. Zunächst im Kontext meiner eigenen Arbeit zum Schwerpunktthema (familiärer) Gewalt, später in einer interdisziplinären Arbeitsgruppe, angesiedelt am Institut für Virologie der Universitätsklinik Frankfurt und letztlich als Mitautor der „No-COVID"-Initiative in Deutschland hat mich die Frage bewegt, wie sich die Situation der Pandemie auf Familien auswirkt und welche Strategien jungen Menschen am meisten Unterstützung bieten. Dabei habe ich das Ziel verfolgt, Wege durch und aus der Pandemie heraus aufzuzeigen.

1 Einleitung

Die unterschiedlichen Maßnahmen, die zur Eindämmung der COVID-19 Pandemie ergriffen wurden, veränderten die Lebenssituation von Kindern und Jugendlichen grundlegend. Schulausfälle, Home-Schooling, Kontaktbeschränkungen, Social (oder besser: Physical) Distancing, Schließung von Einkaufs- und Freizeitmöglichkeiten – all dies sind effektive Maßnahmen gegen die Ausbreitung eines respiratorischen Virus wie des SARS-CoV-2 Erregers. Zugleich stellen sie einen tiefgreifenden Einschnitt für die betroffenen Menschen dar und entfalten somit neben den erwünschten auch unerwünschte Effekte. Dies ist keinesfalls eine Überraschung, sondern ein aus vergangenen Epidemien und Pandemien bekanntes psychologisches Phänomen (Taylor 2019).

Leider stellte sich in der Diskussion schnell eine Sichtweise ein, die als *dualistisch* bezeichnet werden muss: Unterschieden wurde auf der einen Seite zwischen den gesundheitlichen Risiken der Erkrankung COVID-19 und auf der anderen Seite den als *Kollateralschäden* bezeichneten psychischen Folgen, die vor allem für Kinder und Jugendliche angenommen und wesentlich den Schulschließungen zugeschrieben wurden.

Dieser Dualismus zwischen Infektionsschutz auf der einen und psychischen Problemen auf der anderen Seite greift jedoch zu kurz. In der Debatte um die psychologische Wirkung auf die junge Generation muss sowohl der Dynamik ei-

∂ Open Access. © 2022 Menno Baumann [CC BY-NC-ND] Dieses Werk ist lizenziert unter der Creative Commons Attribution-NonCommercial-NoDerivatives 4.0 Lizenz.
https://doi.org/10.1515/9783110760361-004

ner Pandemie wie auch der Komplexität der menschlichen Psyche und dem *System Familie* Rechnung getragen werden. So können z. B. Maßnahmen wie ein so genannter Lockdown sowohl einen psychisch negativen Effekt haben (vor allem Verstärkung von Angst, Isolation und Einsamkeit) als auch Ressourcen aktivieren und von den jungen Menschen als *gute Zeit* erlebt werden (Gonzáles-Calvo und Arias-Carballal 2021; Baumann et al. 2021). Genauso kann eine Maßnahme, die zum Gesundheitsschutz ergriffen wird, eine schwere psychosoziale Belastung darstellen. Wenn diese Maßnahme allerdings nicht ergriffen wird, kann unter den Bedingungen einer Pandemie genauso eine schwere Schädigung eintreten. Beispielhaft kann hier der Wechsel von Präsenzunterricht in das Home-Schooling gelten. Es ist unstrittig, dass die Aussetzung von Präsenzbeschulung eine erhebliche Belastung darstellt, z. B. aufgrund fehlender Tagesstruktur, schwer vereinbarer Balance zwischen Kinderbetreuung und Erwerbstätigkeit der Eltern, mangelnder sozialer Beziehungen der Jugendlichen, Leistungsabfall aufgrund fehlender technischer Infrastruktur oder didaktisch schlecht gemachtem Distanzunterricht usw. Wenn aber trotz rasant steigender Inzidenzen die Schulen im Normalbetrieb verbleiben, löst dies ebenfalls erhebliche Probleme aus, z. B. ein erhöhtes Infektionsrisiko für Familien (inklusive erhöhter Mortalität in der Altersgruppe der Elterngeneration) sowie eine Verlängerung des Lockdowns außerhalb der Schulen, so dass schließlich das gleiche Ergebnis erreicht wird: Eine Verschärfung des Armutsrisikos für vom Lockdown betroffene Berufszweige, hohe Quarantänisierungsraten und schlussendlich auch das Gefühl der Betroffenen, nicht hinreichend vor der Erkrankung geschützt zu werden (Baumann et al. 2021; Baumann 2021).

Insofern braucht es also für die Betrachtung der psychosozialen Folgen der Pandemie eine komplexere Vorstellung.

2 Jugend in der Pandemie – Risiken und Ressourcen

Grundlegend kann bezüglich des Jugendalters wohl festgehalten werden: Es entspricht nicht den Bedürfnissen eines Teenagers, den ganzen Tag mit seinen Eltern (und ggf. Geschwistern) in der Wohnung der Familie zu verbringen. Der US-amerikanische Entwicklungsforscher Laurence Steinberg bemerkte sehr früh in der Pandemie, dass es das besondere Kennzeichen des Jugend- und jungen Erwachsenenalters sei, dass sich deren soziale Bedürfnisse zunehmend aus der Kernfamilie heraus verlagern und der Bezug zur Peergroup, das Experimentieren mit der eigenen Identität im Kontakt zu Gleichaltrigen und das Erleben von Gruppenzugehörigkeit immer wichtiger werden (Steinberg 2020). Insofern ist es auch wenig verwunderlich, dass vorläufige – noch unveröffentlichte – Daten der international angelegten COH-FIT Studie nach Aussagen von dem an der Studie beteiligten Kinder- und Jugendpsychiater Christoph Correll (Direktor der Klinik für Psychiatrie, Psychosomatik und Psychotherapie des Kindes- und Jugendalters der Charité Berlin) zeigen, dass gerade die im Übergang befindlichen jungen Erwachsenen am stärksten unter der Pandemie gelitten haben (Faigle et al. 2021).

Aber die Studienlage zeigt ein sehr differenziertes Bild. Eine groß angelegte internationale Review-Studie kommt zu dem Ergebnis, dass die meisten Familien mit noch minderjährigen Kindern und Jugendlichen die Phasen des Lockdowns insgesamt gut überstanden haben (Prati und Mancini 2021). Untersuchungen mit dem Fokus auf psychische Auffälligkeiten von Kindern und Jugendlichen kommen jedoch zu dem Ergebnis, dass deren Anteil gestiegen ist (Ravens-Sieberer et al. 2021). Eine Studie mit Jugendlichen in Brandenburg konnte zeigen, dass ca. 80 % der teilnehmenden Jugendlichen mit ihrer Lebens-, Familien- und Freundessituation sehr zufrieden waren (Sturzbecher et al. 2021). Und auch andere Studien zeigen ein ambivalentes Bild, so dass einfache Aussagen über „die Jugend" wohl kaum möglich erscheinen. Ich habe einmal versucht, den wissenschaftlichen Forschungsstand zu den Auswirkungen der Pandemie auf Kinder und Jugendliche in einem Modell zusammenzufassen, das versucht, die Zirkularität von Entwicklung zwischen dem Individuum, seiner (sozialen) Umwelt und der Pandemie abzubilden (vgl. Baumann 2021 – hier finden sich auch die Literaturangaben zu den Studien, die dem Modell zugrunde liegen).

3 Ein Modell der bio-psycho-sozialen Dynamik der Pandemie

Einerseits muss attestiert werden, dass in vielen Familien und bei vielen jungen Menschen durch die Ausnahmesituation Ressourcen freigesetzt wurden, die teilweise sogar zu einer Steigerung der Lebensqualität und des psychischen Wohlbefindens beigetragen haben. Hierzu trugen insbesondere die Veränderungen in der Akzeptanz, im Kompetenzlevel sowie in der Infrastruktur neuer Medien bei. Auch von einer veränderten *Work-Life-Balance* haben viele junge Menschen – auch Teenager – profitiert und benennen dies als positive Veränderung. Dort, wo die Zeit, die man als Familie mehr miteinander verbracht hat als vor der Pandemie, harmonisch verlief, wurde dies von jungen Menschen auch oft als Ressource erlebt. Und letztlich ist auch in vielen Fällen die Wertschätzung und das Bewusstsein von Freundschaften und Beziehungen gestiegen, so dass der Lockdown in vielen Fällen im Erleben der Jugendlichen gar nicht primär zu mehr Isolation, sondern sogar zu engerem sozialen Zusammenhalt geführt hat.

Aber neben diesen Ressourcen bestehen auch erhebliche Risiken. Dabei ist es, wie bereits erwähnt, kein Widerspruch, dass dieselben jungen Menschen oder Familien die Situation einerseits als ressourcenstärkend und andererseits als erhebliche Belastung erlebt haben. Dass diese Seite der Risikofaktoren stärker differenziert wurde als die Ressourcenseite liegt nicht daran, dass sie aus Sicht des Autors wichtiger ist, sondern eher, dass Jugendliche mit erheblichen Belastungen Unterstützung brauchen, und dafür ein höheres Maß an Differenzierung notwendig erscheint.

Auf der Risikoseite sind einerseits die psychischen Schädigungen und Belastungen der Erkrankung und des Virus selbst zu nennen. Es mehren sich die Hinweise auf neurologische und psychiatrische Folgeerkrankungen nach einer COVID-19 Infektion. Auch Verluste von Angehörigen (im schlimmsten Falle einem Elternteil) oder schwere Krankheitsverläufe bei Jugendlichen selbst oder nahen Angehörigen oder Freunden können erhebliche psychische Problematiken provozieren. Und auch eine Reihe der so genannten Long COVID-Symptome wie z. B. Kopfschmerzen, Erschöpfung oder Gedächtnisprobleme (Brain Fog) haben einen hohen psychischen Impact, wenn sie den Menschen selbst oder eine wichtige Bezugsperson betreffen. Auch hat sich die Krankheit nicht gleichmäßig in der Bevölkerung ausgebreitet, sondern von Armut betroffene Bevölkerungsteile waren besonders häufig von Infektionen und vor allem schweren Krankheitsverläufen betroffen. Dies kann im Falle von Verdienstausfällen oder sogar dauerhaft eingeschränkter Arbeitsfähigkeit wiederum das Armutsrisiko einer Familie erheblich steigern.

Neben diesen Aspekten spielen aber auch Aspekte des Verhältnisses zwischen den Generationen eine erhebliche Rolle. Viele Entscheidungen, Regelungen und Aussagen im Rahmen des Pandemiemanagements waren derart widersprüchlich, dass dies bei einem Teil der Jugendlichen zu erheblicher Verunsicherung bis hin zu starker Wut geführt hat. Bei zunächst sehr hoher Akzeptanz der Pandemiemaßnahmen in der jungen Generation führte die zunehmend erlebte Ungerechtigkeit, die Reduktion auf die Rolle als Schüler:in sowie Entscheidungen, die gegen die Interessen (und z. T. auf Kosten) junger Menschen getroffen wurden, zu Unverständnis bis hin zu schweren Konflikten in Familien über Regeln und Regeleinhaltung – in alle Richtungen.

Und letztlich haben natürlich die Maßnahmen der Reduktion des sozialen Lebens selbst einen erheblichen „psychologischen Fußabdruck" (Taylor 2019) hinterlassen. Ein wesentlicher Aspekt scheint dabei der Faktor des beruflichen bzw. wirtschaftlichen Drucks auf die Familie darzustellen. Armutsbedrohung, „sozialer Abstieg" und Existenzängste sind bekanntermaßen ein erheblicher Risikofak-

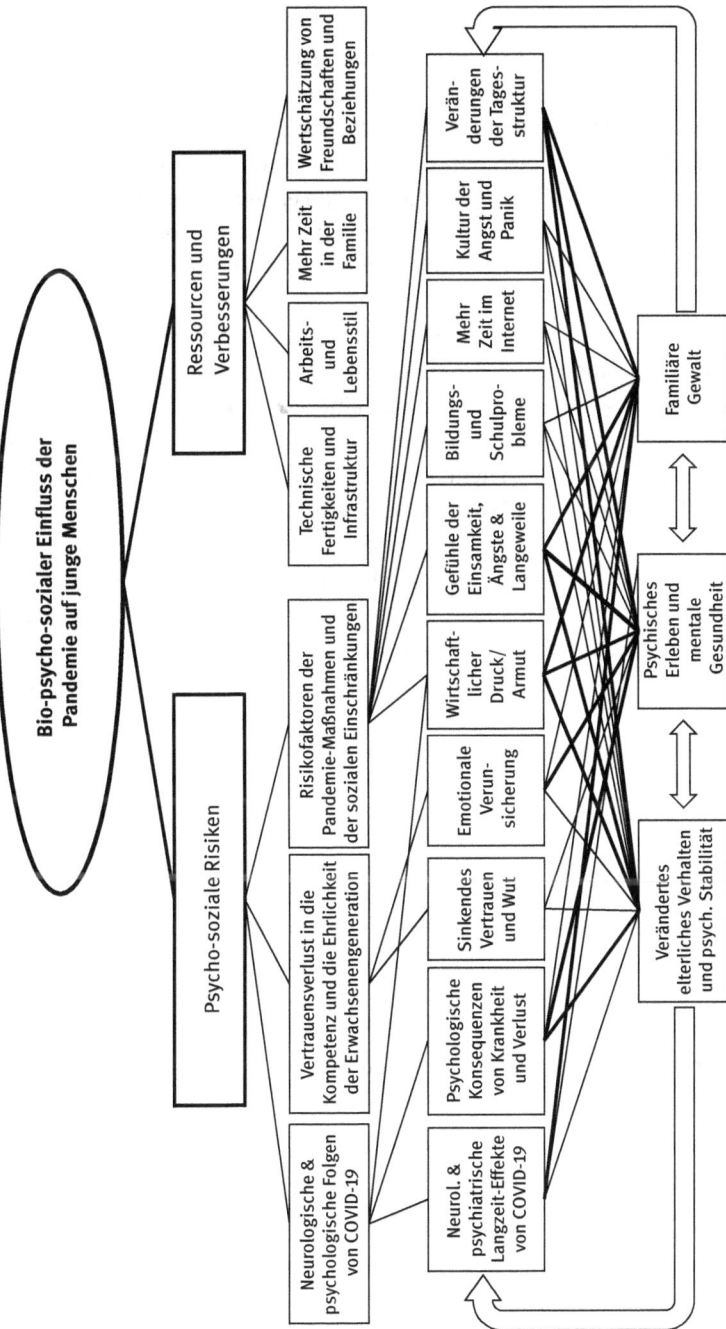

Abb. 1: Ein Modell der bio-psycho-sozialen Dynamik der Pandemie (Baumann 2021)

tor für die Entwicklung, und dies bestätigte sich auch im Kontext der Pandemie. Auch verstärkten sich Gefühle der Einsamkeit, Ängste (bis hin zu pathologischen Ausprägungen) und der Langeweile bei einem erheblichen Teil der jungen Menschen, vor allem im Jugend- und jungen Erwachsenenalter, wo die sozialen Bezüge außerhalb der Kernfamilie elementar sind. Im schulischen Bereich konnte ein deutliches Auseinanderklaffen der Leistungsstände einzelner Jugendlicher nachgewiesen werden, was vor allem junge Menschen betraf, die schon vor der Pandemie von Bildungsbenachteiligung betroffen waren. Pädagogisch lässt sich natürlich viel darüber diskutieren, ob mehr Zeit vor Bildschirmmedien einen Risikofaktor darstellt. Im Rahmen der Pandemie kann aber festgehalten werden, dass Mobbing und sexuelle Belästigung im Internet einen starken Anstieg erlebt haben – und somit ist diesbezüglich in dieser Zeit von einer Risikokonstellation auszugehen, da mehr Kinder und Jugendliche zu Opfern dieser Form der Gewalt geworden sind. Auch die Allgegenwart des Themas *Corona* und damit verbunden eine „Kultur der Panik" (Fitzgerald et al. 2020) haben ihre Wirkung auf junge Menschen nicht verfehlt, vor allem wenn in sozialen Netzwerken einflussreiche *Influencer* ihre Krankheitsgeschichten verbreitet haben oder wenn Fake-News in die eine oder andere Richtung die Runde machten. Und schlussendlich wurde der Tagesrhythmus und die Tagesstruktur in den meisten Familien erheblich auf den Kopf gestellt. Die Auswirkungen sind zwar für jüngere Kinder gravierender, aber auch für Jugendliche sind Veränderungen täglicher Routinen sowie eine Verschiebung des Tag-Nacht-Rhythmus ein zu berücksichtigender Aspekt des psychosozialen Wohlbefindens.

Alle diese genannten Faktoren wirken letztlich wechselseitig auf drei zentrale Aspekte: Das Verhalten sowie die psychische Verarbeitung der Eltern als nach wie vor wichtige Bindungspersonen, die psychische Entwicklung und Gesundheit des jungen Menschen selbst und die Konfliktdynamik der Familie, die im ungünstigsten Fall bis zur familiären Gewalt eskalieren kann. Diese Aspekte können durch die genannten Risikofaktoren einerseits beeinflusst werden, wirken ihrerseits aber auch auf die Risikofaktoren zurück und machen einen jungen Menschen vulnerabel für die speziellen Einflüsse der Pandemie.

4 Konsequenzen: Was brauchen Jugendliche von der Erwachsenengeneration?

Wie in der Überschrift dieses Beitrages angedeutet, befinden sich Jugendliche in einer besonderen Situation in dieser Pandemie. Infektiologisch scheinen sie dieselbe Rolle wie Erwachsene gespielt zu haben, und so wurde von ihnen auch erwartet, erhöhte Sicherheitsmaßnahmen einhalten zu können. Dies haben sie Studien zufolge auch größtenteils getan (Schnetzer und Hurrelmann 2020). Gleichzeitig sind Jugendliche aber gerade in der Phase, in der soziale und körperliche Distanzierung, Home-Schooling und damit einhergehende Eigenverantwortung, fehlende Möglichkeiten von Sport, Freizeit und Feiern etc. den alterstypischen Entwicklungsbedürfnissen elementar widersprechen. In der Lebensphase, in der die Abgrenzung von den Eltern, die Erfindung der eigenen sozialen Identität, erste Experimente mit Körperlichkeit, Sexualität und Intimität zentrale Entwicklungsaufgaben darstellen und auf dem Bildungsweg wichtige Weichen gestellt werden, veränderte die Pandemie die Lebenswelt radikal und engte die ausgegebene Order *Stay at home* die individuellen Möglichkeiten stärker ein als in jeder anderen Entwicklungsphase.

Insofern ist für jede Phase der Pandemie – zumal wenn diese so lange andauert wie die COVID-19-Pandemie in Mitteleuropa – eine Fokussierung auf die Entwicklungsbedürfnisse Jugendlicher und junger Erwachsener elementar. Dies sollte aber in dem oben skizzierten Spannungsverhältnis betrachtet werden, in dem Maßnahmen zum Infektionsschutz nicht gegen psychisches Leid aufgerechnet werden können. Dieser Dualismus führt weder weiter noch gibt er die notwendige Handlungsfähigkeit für ein Pandemiemanagement, das sich den jeweiligen dynamischen Entwicklungen anpassen kann. Ein bloßes Infragestellen der Maßnahmen, weil Menschen darunter leiden, greift dabei zu kurz (vgl. ausführlich Baumann et al. 2021).

Vier wichtige Hypothesen/Forderungen leite ich daraus zusammenfassend ab:

Die Gesellschaft sollte sich darüber im Klaren sein, *dass junge Menschen legale Kontaktmöglichkeiten brauchen*. Sichere Kontakte, differenzierte Regeln, wie diese gestaltet werden können und Orte, an denen sich junge Menschen unter Einhaltung von Regeln treffen dürfen, scheinen unausweichlich. Testkapazitäten, Räumlichkeiten und der aktuellen Pandemiedynamik angepasste *Kontaktbudgets müssen speziell für junge Menschen freigegeben werden, um Entwicklung zu ermöglichen.*

Schulen müssen den aktuellen Wissensständen gemäß *zu sicheren Orten werden.* Einerseits, um Präsenz auch bei dynamischer Entwicklung der Pandemie zu gewährleisten (bzw. zu verteidigen), und andererseits, um den jungen Menschen zu signalisieren, dass auch sie geschützt werden sollen. Dies betrifft neben dem Unterrichtsgeschehen gerade auch Pausenbereiche und Schulwege, z. B. den öffentlichen Personennahverkehr.

Stärken- und Ressourcenorientierung sind die Basis psychischer (Re-)Stabilisierung. Eine Konfrontation mit Defiziten (zum Beispiel Aufholen von Lernrückständen) sowie Noten- und Leistungsdruck müssen zeitlich und von der Priorisierung hinter die psychische und soziale (Re-)Integration gestellt werden.

*Ein besonderes Augenmerk muss auf vulnerable und von Benachteiligung bedroh-
te Gruppen gelegt werden.* Hier sind besondere Maßnahmen zu entwickeln, um in
jeder Pandemiephase für diese Gruppen (auch wirtschaftliche) Sicherheit, Begleitung und Förderung zu gewährleisten. Gerade auch im Nachklang der Pandemie
werden diese Gruppen besondere Aufmerksamkeit und Begleitung brauchen.

Literatur

Baumann M (2021) COVID-19 and mental health in children and adolescents: a diagnostic panel
to map psycho-social consequences in the pandemic context. Discover in Mental Health 1,
1. https://doi.org/10.1007/s44192-021-00002-x.

Baumann M, Berghäuser M, Bolz T, Martens T (2021) Den Fokus neu denken – Skizze eines
Pandemiemanagements auf Grundlage der Bedürfnisse und Lern- und Entwicklungserfor-
dernisse von Kindern, Jugendlichen und Familien. https://www.socialnet.de/materialien/
29164.php. Zugriff am 1. Februar 2021.

Faigle P, Simmank J, Correll C (2021) Psyche und Corona: „Das dickere Ende kommt noch". Zeit
Online 8. Juni 2021. https://www.zeit.de/gesundheit/2021-07/psyche-corona-mentale-
gesundheit-pandemie-psychologie-christoph-u-correll?utm_referrer=https%3A%2F
%2Fwww.google.com%2F. Zugriff am 21. September 2021.

Fitzgerald DA, Nunn K, Isaacs D (2020) Consequences of physical distancing emanating from
the COVID-19 pandemic. An Australian perspective. Paediatric Respiratory Reviews
35:25–30. https://doi.org/10.1016/j.prrv.2020.06.005.

Gonzáles-Calvo G, Arias-Carballal M (2021) A World Through Glass: A Narrative Around the Family Experience During the Confinement of COVID-19. Journal of Family Issues, 13. Juni 2021.
https://doi.org/10.1177%2F0192513X211024989.

Prati G, Mancini AD (2021) The psychological impact of COVID-19 pandemic lockdowns: A review and meta-analysis of longitudinal studies and natural experiments. Psychological
Medicine 51(2):201–211. https://doi.org/10.1017/S0033291721000015.

Ravens-Sieberer U, Kaman A, Otto C, Erhart M, Devine J, Schlack R (2021) Impact of the
COVID-19 pandemic on quality of life and mental health in children and adolescents in
Germany. European Child & Adolescent Psychiatry. https://doi.org/10.1007/s00787-021-
01726-5.

Schnetzer S, Hurrelmann K (2020) Jugend und Corona: Wie rücksichtsvoll verhalten sich die
jungen Generationen? In: Die Studie „Junge Deutsche 2021". DATAJOCKEY, Kempten.

Steinberg L (2020) Expecting Students to Play It Safe if Colleges Reopen Is a Fantasy. Safety
plans border on delusional and could lead to outbreaks of Covid-19 among students, fac-
ulty and staff. New York Times, 15. June 2020. https://www.nytimes.com/2020/06/15/
opinion/coronavirus-college-safe.html. Zugriff am 21. September 2021.

Sturzbecher D, Dusin R, Kunze T, Bredow B, Pöge A (2020) Jugend in Brandenburg 2020. Auswirkungen der Corona-Pandemie. Institut für angewandte Familien-, Kindheits- und Ju-
gendforschung e. V. an der Universität Potsdam (IFK). https://mbjs.brandenburg.de/
media_fast/6288/corona-jugendstudie_2020.pdf. Zugriff am 17. Februar 2021.

Taylor S (2019) The Psychology of Pandemics. Preparing for the Next Global Outbreak of Infectious Disease. Cambridge Scholars Publishing, Newcastle upon Tyne.

Ulrich Deinet

Kinder und Jugendliche aus Sicht der Einrichtungen der Offenen Kinder- und Jugendarbeit: Erste Ergebnisse des Projekts „Neustart der OKJA in NRW"

Als Kindheits- und Jugendforscher an der Hochschule Düsseldorf im Fachbereich Sozial- und Kulturwissenschaften befasse ich mich seit Jahren mit den (veränderten) Lebenswelten von Kindern und Jugendlichen im öffentlichen Raum aber auch in Institutionen wie der Schule oder Einrichtungen der Kinder- und Jugendarbeit oder auch in Shopping Malls. Die COVID-19-Pandemie hat das Leben der Kinder und Jugendlichen nachhaltig verändert und auch für pädagogische Institutionen zu ungeahnten Herausforderungen geführt, die ich besonders im Bereich der Offenen Kinder- und Jugendarbeit aktuell untersuche.

Im Folgenden werden Zwischenergebnisse aus dem Forschungsprojekt „Neustart der Offenen Kinder- und Jugendarbeit in NRW in der Corona-Zeit" präsentiert, das im Auftrag des Jugendministeriums Nordrhein-Westfalen in Kooperation mit den beiden Landesjugendämtern des Landes durchgeführt wird, Laufzeit von Juni 2020 bis Ende 2021. Unsere Einschätzungen beruhen auf fünfzig qualitativen Interviews[1] mit vierundzwanzig Einrichtungen der Offenen Kinder- und Jugendarbeit (OKJA) in NRW und der Text verwendet Elemente unseres Zwischenberichts vom Frühjahr 2021 (Deinet/Sturzenhecker 2021).

1 Situation der Kinder und Jugendlichen

Das Bild, das die Fachkräfte von der Situation der Kinder und Jugendlichen beschrieben, war insgesamt recht differenziert, was u. a. an der vielfältigen Auswahl an teilnehmenden Einrichtungen lag, die sich in den örtlichen Bedingungen, den Zielgruppen und Schwerpunkten unterscheiden.

---

[1] Auf der Basis dieser Interviews wird ein Fragebogen entwickelt, mit dem in einer quantitativen Online-Vollbefragung im Frühjahr 2021 etwa 2.400 Einrichtungen der OKJA in NRW untersucht werden.

Open Access. © 2022 Ulrich Deinet [CC BY-NC-ND] Dieses Werk ist lizenziert unter der Creative Commons Attribution-NonCommercial-NoDerivatives 4.0 Lizenz.
https://doi.org/10.1515/9783110760361-005

In Bezug auf das Zuhause und die familiäre Situation wurden „sehr unterschiedliche" Situationen geschildert, je nach den vorhandenen Ressourcen und Kontexten. Abhängig von der Wohnsituation, z. B. einen Ort mit Privatsphäre zu haben, technischer Ausstattung mit Internet und Endgeräten, zeitlichen Ressourcen der Eltern, Unterstützungsmöglichkeiten durch die Eltern bei schulischen Aufgaben, finanzieller Sicherheit, Kontakten zu weiteren Bezugspersonen wie u. a. Lehrerinnen und Lehrern oder Freundinnen und Freunden, wurden die von den Kindern und Jugendlichen beschriebenen Situationen teilweise als „ok", teilweise auch als „stressig", „eingeengt und kontrolliert" wiedergegeben. Hier ist also kein eindeutiges Bild der Sicht der Fachkräfte über die Lage ihrer Zielgruppen zu bestimmen.

Die schulische Situation der Kinder und Jugendlichen wurde durch die Fachkräfte als abhängig vom Engagement von Seiten der Schulen und einzelnen Lehrkräften beschrieben. Mit Blick auf die zu bewältigenden Aufgaben und die Schwierigkeit, sich Sachverhalte selbst aneignen zu müssen, gaben die meisten Befragten an, dass diese eine große Last für die Kinder und Jugendlichen darstellten. Deshalb suchten die Kinder Hilfe bei Eltern oder, falls nicht möglich, den Fachkräften. Teilweise wurden zudem Sorgen und großer Druck bezüglich Schulleistungen, Versetzung oder der Suche nach Ausbildungs- und Praktikumsplätzen beschrieben. Neben positiven Ausnahmen hat sich gesamt gesehen die schulische Situation verschlechtert und es wird davon ausgegangen, dass bestimmte Gruppen von Kindern und Jugendlichen (weiter) abgehängt werden. Verschlechtert habe sich aus Sicht der Fachkräfte beispielsweise die Situation der Kinder und Jugendlichen mit (Flucht)Migrationshintergründen und in finanziellen Notlagen. Beiden fehlten technische und soziale Ressourcen. Die schulische Situation nach dem ersten Lockdown wird eher als „chaotisch", auch als negativ und belastend dargestellt und führte durch Intransparenz der Corona-Regelungen sowie der schulischen Anforderungen und Leistungsmöglichkeiten bei vielen Schülerinnen und Schülern zu Unsicherheiten.

Es wird beschrieben, dass durch den Wegbruch von Schulzeiten und Freizeitgestaltung den Kindern und Jugendlichen ein regelmäßiger, fester Tagesablauf bzw. Tagesrhythmus (teilweise sehr deutlich) zu fehlen schien. Freizeitaktivitäten beschränkten sich hauptsächlich auf private Treffen zuhause, die Nutzung von Social Media und digitalen Spielen. Bei weiterer Öffnung des öffentlichen Raumes kam es zur Wiederaufnahme von Aktivitäten, die draußen möglich sind, wie Fußballspielen. Von Fachkräften aus dem ländlichen Raum wurde beobachtet, dass insbesondere Jugendliche auf wenig frequentierte bzw. „kontrollierte" Orte außerhalb von Wohnungen und Einrichtungen, auch in der Natur auswichen.

Insgesamt beschrieben die Fachkräfte einen hohen Gesprächsbedarf der Kinder und Jugendlichen während des Lockdowns und bei der Wiedereröffnung der

Einrichtungen im Sommer, z. B. zu schulischen Themen (siehe oben). Konkrete Beratungsanfragen seien hingegen weniger geworden.

Die Gefühlslagen der Kinder und Jugendlichen wurden eher negativ beschrieben. In den Interviews ist u. a. die Rede von Ärger, Wut, Aggressionen oder auch, dass die Jugendlichen von Gesprächspartnerinnen und -partnern von dem Thema Corona genervt seien. Was die Angst vor Ansteckungen betrifft, habe sich diese mit der Zeit etwas gelegt. Dagegen wurden andere Ängste, Unsicherheiten, Sorgen (Schule, Familie, Ausbildung etc.) und Perspektivlosigkeit sichtbar und zum Teil von niedergeschlagenen, trägen, bedrückten, deprimierten, befangenen Stimmungen gesprochen. Unter anderem wurde in einigen Interviews berichtet, dass der Drogenkonsum bei Jugendlichen gestiegen sowie Isolation, Vereinsamung und Depressionen ein Thema geworden seien.

Besonders von den Fachkräften hervorgehoben wurde das Bedürfnis und der Wunsch der Kinder und insbesondere der Jugendlichen nach Normalität. Dabei meint Normalität die Lebensweise vor Corona, besonders bezogen auf die Möglichkeit persönlicher Kontakte.

Insgesamt, so die Fachkräfte, freuten sich die meisten Kinder und Jugendlichen, als die Einrichtungen wieder öffneten.

2 Der Digitalisierungsschub in der Offenen Kinder- und Jugendarbeit

Eine Mehrheit der von uns untersuchten Einrichtungen war in der Lage, ab dem ersten Lockdown vom 23. März 2020 sehr schnell digitale Kontakte zu ihren Zielgruppen aufzubauen und zu erhalten. Und das war durchaus nicht selbstverständlich. Viele Einrichtungen haben zwar inzwischen Websites, aber direkte Kommunikation über soziale Medien und Messengerdienste war nicht die Regel. Stattdessen sahen und sehen viele Einrichtungen die leibhaftige Face-to-Face-Begegnung als zentrale Qualität der OKJA. Die Fähigkeit der Einrichtungen, sofort zu reagieren und auf digitale Kommunikation umzustellen, zeigt sich deutlich als eine der Stärken des Feldes in der Krise. Es wurden Livesendungen auf Instagram durchgeführt, ganze Jugendhäuser auf Discord elektronisch nachgestellt und belebt, Spiel- und Aktionsideen ausgetauscht und Sorgen und Fragen beantwortet. Einige Einrichtungen hatten jedoch auch Probleme mit dieser neuen Kommunikationsform: Es fehlte an Hardware und digitalen Kompetenzen. Immer wieder wurde auch (eher von den kommunalen Einrichtungen) über Verbote der Nutzung von sozialen Medien und Kommunikationsdiensten berichtet. Zudem gab und gibt es auch Zielgruppen (von benachteiligten oder jüngeren Kindern und Jugendlichen), denen es an den nötigen Endgeräten mangelt.

Aus unserer Sicht wurden die Fachkräfte durch Corona genötigt, endlich in großer Breite das Hauptmedium vieler Kinder und Jugendlichen in ihre Arbeit zu integrieren. Die bis dato häufig anzutreffende konzeptionelle Zurückhaltung und pädagogische Skepsis musste aufgegeben werden. Das führte auch zu neuen, positiven Erfahrungen: Man konnte überhaupt irgendwie mit Besucherinnen und Besuchern in Kontakt bleiben und die (oft von den Einrichtungen genannte) Botschaft rüberbringen: Ihr seid nicht allein und wir sind für euch da. Hinzu kam, dass die digitalen Medien eine Gegenseitigkeit erlauben; Kinder und Jugendliche können auch ihre Botschaften schicken, ihre kulturellen Handlungsstile präsentieren, Themen und Interessen artikulieren. Darauf können die Fachkräfte wieder mit ihrer Resonanz antworten und den Mediennutzerinnen und -nutzern Aufmerksamkeit und Anerkennung entgegenbringen. Man kann sich bestärken, informieren, präsentieren und austauschen. Das, was sonst an Kommunikation informell und *en passant* in der Einrichtung geschieht, tritt über die mediale Abbildung deutlicher hervor und kann reflexiver genutzt werden. Und manches, was im Alltag des offenen Bereichs mit seiner Gleichzeitigkeit und Fluidität schnell verloren geht, kann zumindest ein wenig und ein bisschen länger in der medialen Darstellung erkannt und berücksichtigt werden.

3 Offene Kinder und Jugendarbeit Post-Corona

Im Folgenden werden auf der Grundlage unseres Projekts einige Aspekte für die Weiterentwicklung der OKJA-Post-Corona-Zeit skizziert, die allerdings noch nicht auf der empirischen Grundlage der zurzeit laufenden Online-Befragung von Einrichtungen in NRW beruht. Besonders aus diesem Forschungsschritt werden wir weitere Schlussfolgerungen ziehen können.

Strukturprinzipien zurückgewinnen

Als Charakteristikum der OKJA werden immer wieder folgende Strukturprinzipien genannt: freiwillige Teilnahme, wechselnde Teilnahme, unterschiedliche Teilnehmer:innen, offene Ziele, Inhalte und Arbeitsweisen, geringe institutionelle Macht, Beziehungsabhängigkeit und Diskursivität (vgl. Sturzenhecker 2020). Diese Prinzipien erzeugen die strukturelle Grundlage der Offenheit der Institution und eröffnen Freiräume, in denen unterschiedlichste Besucher:innen mit ihren

Fachkräften immer wieder neu Arbeitsbündnisse zu Inhalten und Handlungsweisen aushandeln und umsetzen können.

Nachdem im Lockdown vom März 2020 der Zugang zu den Einrichtungen nur noch durch digitale Kommunikation möglich war, wurden im Anschluss relativ restriktive Bedingungen für den Besuch der Einrichtungen eingerichtet, wie Anmeldungen, Eintragen von Namen und Adresse, Begrenzung der Besucher:innenzahl sowie Einschränkung der Bewegungsfreiheit in den Einrichtungen. Auch wenn sich die Bedingungen im Frühjahr und Sommer 2020 zum Teil etwas gelockert haben, sind die meisten Einrichtungen weit davon entfernt, ihre Rahmenbedingungen wieder so herzustellen, wie sie vor der Corona-Krise üblich waren, insbesondere was den offenen Bereich der Einrichtungen angeht. Die erhöhten Fallzahlen im Winter 2020 führten sogar wieder zu Schließungen von Einrichtungen.

- Die Strukturprinzipien müssen zurückgewonnen werden, gemeinsam mit Kindern und Jugendlichen.
- Die Freiraum-Funktion der Jugendarbeit muss stärker sichtbar gemacht werden als Alleinstellungsmerkmal der Offenen Kinder- und Jugendarbeit.
- Diese Freiraum-Erfahrung kennen viele Kinder und Jugendliche nicht mehr, sie muss wieder zurückgewonnen werden.
- Vielleicht muss das soziale Setting des Offenen Bereiches regelrecht wieder eingeübt werden?

Sozialraumorientierung intensivieren

Die untersuchten Einrichtungen hatten nicht zu allen Besucherinnen und Besuchern in ihrem Einzugsgebiet digitale Kontakte und nicht alle Kinder und Jugendlichen verfügten über die dafür nötige technische Ausstattung. Zudem sollte bei aller neuen Begeisterung für das Digitale doch der direkte persönliche Kontakt nicht aufgegeben werden. Das bedeutete, dass die Fachkräfte ihre Einrichtungen verlassen und hinaus in den Sozialraum gehen mussten. Das galt auch für Einrichtungen, die vorher nicht unbedingt mobil in ihren Stadtteilen oder aufsuchend unterwegs waren: Um den Kontakt zu Kindern und Jugendlichen zu halten, unternahmen die Fachkräfte Spaziergänge und Rundgänge, suchten Treffpunkte wie Spielplätze, Supermärkte, Unterstände, Bushäuschen und Ähnliches auf. Einrichtungen, die schon vor der Coronakrise mobil waren, konnten auf ihre Erfahrung zurückgreifen und diese Praxis weiter ausbauen.

- Nach der langen Phase in der Pandemie wird sich die Kinder- und Jugendkultur verändert haben. Die Jugendlichen kommen nicht einfach wieder, als wäre nichts geschehen.

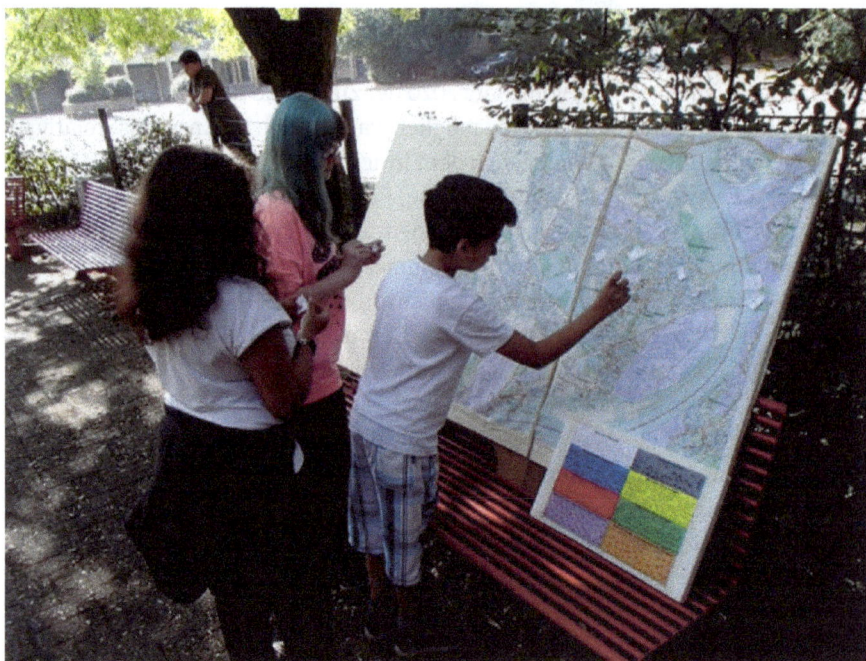

Abb. 1: Beispiel einer Sozialraumanalyse. Quelle: Ulrich Deinet

- Neue Sozialraum- und Lebensweltanalysen werden nötig sein, um (neue) Bedarfe zu ermitteln.
- Diese Analysen können mit Hilfe sozialräumlicher Methoden (z. B. Befragungen, Begehungen, Aktionen im öffentlichen Raum, herausreichende und mobile Arbeit) partizipativ, öffentlich sichtbar, aktivierbar gestaltet werden (siehe Abb. 1).
- Es geht um die Revitalisierung öffentlicher Räume mit Kindern und Jugendlichen...
- ...auch als kommunalpolitische Aufgabe der Beteiligung von Kindern und Jugendlichen an der Gestaltung des Zusammenlebens in der Kommune (Bezirks-Checks usw.)

Kooperation von Jugendarbeit und Schule

Insbesondere die Kooperationsprojekte mit Schulen sind nach dem Shutdown nur sehr zaghaft wiederaufgenommen worden. Ein Problem sind die völlig unterschiedlichen Bedingungen im schulischen Bereich und in der OKJA, was die Gesundheits- und Abstandsregeln anbetrifft. Diese aus Sicht von Kindern und Jugendlichen, aber auch von Fachkräften völlig unverständliche Ungleichbehandlung zweier Bildungsbereiche führte in der Praxis zu absurden Situationen, wenn etwa eine Übermittag-Betreuung in einer Einrichtung als schulische Veranstaltung stattfinden konnte und die danach folgenden Angebote der Kinder- und Jugendarbeit nur in einem sehr eingeschränkten Maße.

Eine erst kurz vor der Corona-Krise beendete Studie (Deinet et al. 2020) stellte fest, dass sehr viele Angebote der Kooperation aktuell am Ort der Kinder- und Jugendarbeit stattfinden und nicht am Schulort. Dies hat mit den besonderen Bedingungen der Einrichtungen zu tun, die auch zum Teil von der Schule sehr geschätzt werden. Es stellt sich nun die Frage, wie diese Kooperation wiederhergestellt werden kann und wie die erreichte Öffnung von Schule auch in Richtung der Einrichtung der Offenen Kinder- und Jugendarbeit wieder realisiert werden kann.

– Wie geht es weiter in der Kooperation der OKJA mit der Institution Schule?
– Wie gestaltet OKJA Ihren Bezug zum Lebensort Schule, an dem sich Kinder und Jugendliche täglich viele Stunden aufhalten?
– Wie unterstützt die OKJA die „Schulbewältigung" von Kindern und Jugendlichen nach der langen Zeit von Schulschließung? Viele Kinder und Jugendliche haben eine negative „School-Live-Balance", die subjektiv ausgeglichen werden muss besonders auch in der Freizeit.
– Die Kooperation mit Schule muss neu verhandelt und gestaltet werden (auch in Bezug auf die neuen Förderungen durch den Bund: „Aktionsprogramm Aufholen nach Corona").
– Kinder und Jugendliche brauchen in Bezug auf ihre schulische Situation beides: Unterstützung und wieder Freiraum.

Selbstorganisation und Partizipation

Offene Kinder- und Jugendarbeit kommt nur zustande, wenn die Kinder und Jugendlichen sich aktiv einbringen. Offene Jugendarbeit beruht auf einer alltäglichen Koproduktion, kommt im Alltag spontan zu gemeinsamen Entscheidungen, arbeitet in Projekten unter großer Mitbestimmung der Jugendlichen und findet auch zu demokratischen Strukturen der Partizipation an der Gestaltung der gemeinsamen Lebensführung in den Einrichtungen. Diese generelle Partizipation der Kinder und Jugendlichen war durch die Coronamaßnahmen verunmöglicht oder extrem erschwert. Die Schließungen zwangen die Fachkräfte, trotzdem aktiv zu werden, und zwar zunächst ohne Abstimmung mit den Kindern und Jugendlichen. Die Sicherheitsvorgaben des Landes, der Kommunen und der Träger führten häufig dazu, dass die Fachkräfte deren Umsetzung komplett alleine bestimmten und in die Hand nahmen. Die durchaus begründeten und nachvollziehbaren staatlichen Eingriffe, die sich über die Fachkräfte bis zu den Kindern und Jugendlichen fortsetzten, produzieren aber auch das Risiko, die Bürger:innen, in unserem Fall die Kinder und Jugendlichen zu Objekten wohlmeinender Bestimmungen von oben zu machen.

Kinder und Jugendliche haben das schon im ersten Lockdown deutlich erfahren und auch kritisiert. Untersuchungen (z. B. Andresen et al. 2020) zeigen, dass viele junge Menschen beklagten, dass sie nur in ihrer Rolle als Zubeschulende gesehen wurden und zu ihren Meinungen und Vorschläge zum Umgang mit Corona (gerade auch in den pädagogischen Institutionen) zu wenig befragt und erst recht nicht gehört wurden. Viele gesellschaftliche Gruppen haben es geschafft, ihre Probleme angesichts der Coronaeinschränkungen öffentlichkeitswirksam zu präsentieren. Die nicht als gemeinsame Gruppierung erkennbaren und handlungsfähigen Kinder und Jugendlichen bekamen die schon aus der Vergangenheit bekannte negative Aufmerksamkeit der Erwachsenengesellschaft: Reflexhaft wurden die öffentlichen Präsentationen von Interessen als unverantwortliche Coronapartys gebrandmarkt (vgl. LAG 2020). Aber eine gerade auch kommunale, politische Auseinandersetzung über jugendliche Gesellungswünsche und eine demokratische Aushandlung von deren Umsetzung unter möglichst sicheren Bedingungen fanden so gut wie nicht statt.

- Mit der Schließung der Offenen Bereiche gingen viele niedrigschwellige Möglichkeiten der Partizipation verloren (z. B. Spieleverleih, Thekendienst usw.), die zurückgewonnen werden müssen.
- Partizipationsgremien sind lange ausgefallen und werden teilweise digitalisiert, in virtuellen Räumen wurden neue Formen der (E-)Partizipation ermöglicht, diese sind aber von der Medienkompetenz und technischen Ausstattung der Kinder und Jugendlichen abhängig. Der digitale Ausbau wird weitergehen und damit stellen sich auch Fragen, wie diese Kommunikationsform in die Partizipation einbezogen werden kann. Aber „live" muss die Partizipation wiederhergestellt und ausgebaut werden, vielleicht für viele Kinder und Jugendliche eine neue Erfahrung.
- Demokratische Partizipation in den Einrichtungen muss übergehen in eine Stärkung der Selbstorganisation der Kinder und Jugendlichen.

Einerseits war die Corona Zeit eine große Herausforderung für die Offene Kinder- und Jugendarbeit und ihre Besucher:innen. Die klassischen Qualitäten und Arbeitsweisen der OKJA waren nicht realisierbar. Besonders für die Kinder und Jugendlichen fehlte diese Erfahrung eines Freiraums für ungezwungene Gesellung und Selbstbildung zu eigenen Interessen und Themen. Andererseits hat die Offene Kinder- und Jugendarbeit auch wichtige Entwicklungsanstöße enthalten, klassische und neue Arbeitsweisen zu verbinden und ihre Stärken und Potenziale so zu erweitern.

Literatur

Andresen S, Lips A, Möller R, Rusack T, Schröer W, Thomas S, Wilmes J (2020) Kinder, Eltern und ihre Erfahrungen während der Corona-Pandemie. Universitätsverlag Hildesheim, Hildesheim. https://hildok.bsz-bw.de/frontdoor/index/index/docId/1081. Zugriff am 27. Dezember 2020.

Deinet U, Icking M, Rehrs S (2020) Offene Kinder- und Jugendarbeit und Schule in NRW. socialnet Materialien. https://www.socialnet.de/materialien/29066.php. Zugriff am 28. Dezember 2020.

Deinet U, Sturzenhecker B (2021) Erster Zwischenbericht zum Forschungsprojekt: Neustart der Offenen Kinder- und Jugendarbeit in NRW in der Corona-Zeit. https://www.ew.uni-hamburg.de/einrichtungen/ew2/sozialpaedagogik/forschung/neustart-der-offenen-kinder--und-jugendarbeit-in-nrw-waehrend-der-corona-krise.html. Zugriff am 8. Juni 2021.

LAG Mobile Jugendarbeit/Streetwork Baden-Württemberg e. V. (2020) Nach Stuttgart – Mobile Jugendarbeit/Streetwork als Chance, Stuttgart. https://www.lag-mobil.de/positionspapier-nach-stuttgart-mobile-jugendarbeit-streetwork-als-chance. Zugriff am 27. Dezember 2020.

Sturzenhecker B (2020) Demokratiebildung in der Kinder- und Jugendarbeit. In: Bollweg P, Buchna J, Coelen T, Otto HU (Hg) Handbuch Ganztagsbildung. Springer, Wiesbaden: 1263–1273.

Weiterführende Literatur

Deinet U (Hg) (2005) Sozialräumliche Jugendarbeit – Grundlagen, Methoden, Praxiskonzepte. VS Verlag für Sozialwissenschaften, Wiesbaden.

Lindner W (2014) Arrangieren, Kohlhammer, Stuttgart.

Schmidt H (2017) Arbeitsbeziehungen zwischen Hauptamtlichen und Jugendlichen in der Offenen Kinder- und Jugendarbeit. deutsche jugend, 5: 211–221.

Sturzenhecker B, Deinet U, von Schwanenflügel L, Schwerthelm M (2021) Offene Kinder- und Jugendarbeit angesichts der Corona-Krise. In: Deinet U, Sturzenhecker B, Schwanenflügel L, Schwerthelm M (Hg) Handbuch Offene Kinder- und Jugendarbeit. Springer, Wiesbaden: 2001–2029.

Christian Nonhoff

Großwerden in der Pandemie: Vom Baby zum Schulkind aus Sicht der kinderärztlichen Praxis

Als Kinder- und Jugendarzt im KiZ (KinderarztZentrum Düsseldorf-Ratingen), einer großen überörtlichen Praxisgemeinschaft, sehe ich täglich viele Kinder und Jugendliche mit ihren Familien. Neben der Behandlung von Krankheiten begleite ich die Familien über viele Jahre durch unterschiedliche Lebensphasen und werde so zum Ansprechpartner für viele Lebensfragen und Beobachter der individuellen Entwicklung der Kinder und ihrer Familien. Insbesondere die Vorsorgeuntersuchungen werden genutzt, um die aktuelle Entwicklung des Kindes zu beurteilen und Sorgen der Eltern zu besprechen. In Zeiten der COVID-Pandemie bekam ich dadurch einen guten Einblick in Situationen der Familien.

1 Einleitung

Ein Lebensjahr vergeht für einen Erwachsenen oft wie im Flug. Schnell sind schon Pläne für das nächste Jahr gemacht, ist der nächste Urlaub gebucht, ist die nächste Einladung für entferne Monate ausgesprochen.

Für ein Kind, aber auch für eine junge Familie, bedeutet ein Lebensjahr oftmals revolutionäre Veränderungen und Entwicklungen: Vom Baby zum laufenden Kleinkind, zum Kindergartenkind, zum Schulkind und im Weiteren Loslösung vom Elternhaus, erste Liebe, Selbstfindung und Berufswahl.

Oft bedeutet ein Lebensjahr für ein Kind den Übergang von einer Lebensphase in die andere, zunehmende Autonomie, Schulung von Sinnen (Hören, Sehen, Fühlen), Emotionen und Interaktionen. Ein Jahr Kindheit bedeutet ausprobieren, erfahren, orientieren und prägt oft für das ganze Leben.

Ebenso ist ein Jahr Kindheit für die Eltern besonders, Entwicklungsschritte werden begleitet, neue Kontakte, Hobbys, Kindergärten und Schulen gesucht. Dazu kommt der schon immer nicht einfache Spagat zwischen Beruf und Kinderbetreuung.

In Zeiten des Lockdowns durch die COVID-Pandemie kamen weniger Kinder wegen Erkrankungen in die Praxis, da die entsprechenden Maßnahmen nicht nur Corona-Infektionen, sondern auch andere Infektionen verhindert haben. Die Vorsorgeuntersuchungen wurden aber gerne genutzt. Hier war die Situation der Kinder und Familien und der Pandemie-Situation das vorherrschende Thema. Im

Open Access. © 2022 Christian Nonhoff CC BY-NC-ND Dieses Werk ist lizenziert unter der Creative Commons Attribution-NonCommercial-NoDerivatives 4.0 Lizenz.
https://doi.org/10.1515/9783110760361-006

weiteren Verlauf der Pandemie kamen Eltern mit ihren Kindern und Jugendlichen zunehmend auch in die Akutsprechstunde, um sich Rat wegen der Belastungen zu holen oder weil Veränderungen bei Kindern auffielen. Meine Beobachtungen daraus fließen in diesen Bericht ein.

Im Folgenden werden die einzelnen Lebensphasen des Kleinkindes mit möglichen Störfaktoren durch die Pandemie betrachtet.

1.1 Die Geburt – Start als Familie

Nichts verändert das Leben mehr als die Geburt eines Kindes. Die junge Familie muss sich selbst definieren und Eltern müssen sich in ihren neuen Rollen finden. Diese frühe Familienzeit ist wichtig als Bonding zur Entwicklung einer guten Bindung zwischen Kind und Eltern als Grundlage für eine gute Förderung des Kindes und eine gute Resilienzbildung beim Kind. Der Freude über die Geburt des Kindes stehen oft Müdigkeit und Überforderung gegenüber. Auch die Neuorientierung als Großfamilie spielt eine Rolle. Oft müssen Eltern sich von ihren eigenen Eltern lösen, Großeltern ihre neue Rolle finden.

Im pandemiebedingten Lockdown gibt es in diesem Prozess zahlreiche Störfaktoren. Bei der Entbindung und in der Phase des Wochenbettes sind die Mütter oft auf sich allein gestellt, Väter allenfalls kurzfristig im Krankenhaus anwesend. Begrüßungsrituale für das Neugeborene wie Besuch von Großeltern, Paten, Familie und Freunden und Tauffeiern sind eingeschränkt, ebenso Hebammenkontakte und der Besuch von Kursen wie Rückbildung, Krabbelgruppen und Babyschwimmen, über die sich wichtige neue Kontakte für die junge Familie gebildet hätten.

Die erste Vorstellung des Neugeborenen findet meist freudig und stolz im Rahmen der U3 beim Kinderarzt statt, hier erleben wir in der Praxis plötzlich anstatt der Freude viele sorgenvolle Gedanken, Unsicherheiten und Traurigkeit darüber, dass Großeltern die Kinder nicht kennenlernen konnten oder geplante Tauffeiern nicht stattfinden können.

1.2 Das erste Lebensjahr

Babys beginnen zu lächeln, erlernen die Interaktion und Kommunikation. Das erste Lebensjahr ist auch geprägt durch die Entwicklung von der zwei- zur dreidimensionalen Wahrnehmung und der Bewegung im dreidimensionalen Raum. Die Kinder beginnen mit der Aufrichtung, machen erste Schritte, zeigen eine zunehmende Neugierde und einen Bewegungsdrang, sie ahmen die Eltern nach und entdecken die Welt durch „Be-greifen" und die „Hand in den Mund".

Auch hier zeichnen sich unter Lockdown-Bedingungen Störfaktoren ab. Es gibt einen eingeschränkten Kontakt zu Großeltern, Paten und anderen Familienmitgliedern, aber auch eingeschränkte Besuche durch Hebammen und soziale Dienste. Ein Treffen in Krabbelgruppen ist nicht möglich. Somit ist der Aufbau eines sozialen Netzes beschränkt. Die Familien sind auf sich allein gestellt, aber auch eine Kontrolle durch andere Einrichtungen und Personen ist eingeschränkt.

Eltern in der Praxis zeigen oft Verunsicherung mit den Kindern und erfragen bei den Ärzten Informationen, die sie sonst in anderen Gruppen erhalten hätten, z. B. Fragen nach Ernährung, allgemeiner Förderung oder altersgerechtem Spielzeug.

1.3 Das Kleinkind

Im Kleinkindesalter haben die Kinder einen zunehmenden Bewegungsdrang, machen Entwicklungssprünge im Bereich der Sprache und zeigen eine zunehmende Autonomieentwicklung („ich kann das alleine"). Die Kinder suchen die Interaktion, das Rollenspiel und ahmen Erwachsene nach. Sie lernen durch Erfahrungen und Ausprobieren. Sie erlernen zunehmend Abläufe, Zusammenhänge und Regeln. Sie entwickeln zunehmend ein logisches Denken.

In der Pandemie fehlt der Kontakt zu anderen Kindern, Großeltern und Paten. Es kann nur eine geringe Förderung durch Kurse und Kontakte geben. Es ist nachgewiesen, dass Kinder im Rahmen der Pandemie bereits in diesem Alter einen frühen und vermehrten Kontakt zu Medien bekommen. Kinderärztlich werden oft Verzögerungen im Spracherwerb festgestellt. Die eingeschränkten Kontrollen durch die Kita und den sozialen Dienst wurden oben bereits erwähnt.

1.4 Das Kindergartenkind

Kinder gelten im Alter von drei bis sechs Jahren als Kindergartenkinder, was aber in Pandemiezeiten nicht bedeutet, dass diese auch den Kindergarten besuchen.

Kinder in diesem Alter zeigen zunehmend feinmotorisches Geschick, eine zunehmende Autonomieentwicklung (Übernachtungen, Kindergeburtstage) und einen starken Wissensdrang. Kinder lernen in dieser Zeit sehr von anderen Kindern. Sie entwickeln erste Hobbys wie Sport und Musik, sie erleben ihre ersten Auftritte vor Publikum bei Aufführungen. Die Kindergartenzeit gilt als Vorbereitung auf die Schule.

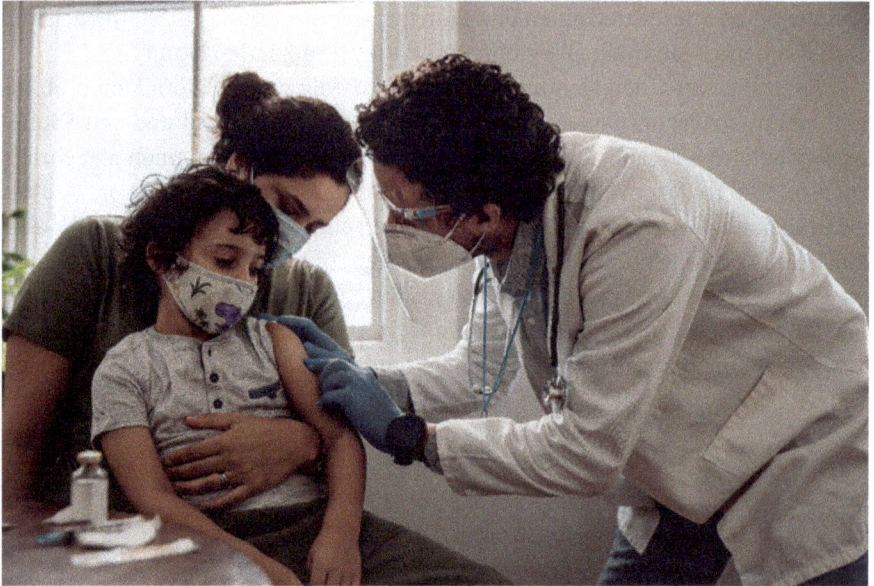

Abb. 1: Vorsorge in der Kinderarztpraxis, Foto: Jacob Lund, istock

Die Pandemie bringt für die Kinder und ihre Familien in diesem Alter massive Störungen und Einschränkungen mit sich. Durch den eingeschränkten Besuch des Kindergartens ergibt sich ein Betreuungsproblem für die berufstätigen Eltern. Selbst, wenn das Kind den Kindergarten besuchen kann, bedeutet dies für die Eltern keine Verlässlichkeit, da durch eine mögliche Quarantäne jederzeit wieder ein Betreuungsproblem entstehen könnte. Dadurch und durch Unsicherheiten am Arbeitsplatz bestehen bei vielen Familien finanzielle Sorgen. Hinzu kommt bei den Eltern die Sorge vor einer Ansteckung des Kindes im Kindergarten mit möglicher Übertragung auf die restliche Familie.

Die Kinder in diesem Alter zeigen eigentlich ein spontanes, freies, intuitives Verhalten, welches durch Gebote und Regeln, wie die AHA-Regeln eingeschränkt wird. In der Kinderarztpraxis sehen wir im Lockdown daher bereits in diesem Alter Angststörungen, emotionale Unsicherheiten und Trotzreaktionen. Auffallend ist auch der mangelnde Kontakt zu anderen Kindern, eine mangelnde Autonomieentwicklung und ein mangelnder Loslösungsprozess von zu Hause.

1.5 Das Schulkind

Der Übergang vom Kindergartenkind zum Schulkind ist geprägt durch zunehmende Konzentration, Selbstständigkeit und Neugierde. Kinder verstehen zunehmend Regeln, abstrakte Sachverhalte wie Zahlenräume und Zeitdimensionen. Sie können Dinge durchdenken, ohne sie selbst ausprobieren zu müssen, verbessern sich nochmals in der Feinmotorik und erlernen das Schreiben, machen kontinuierliche Fortschritte in der Bildung. Sie entwickeln zunehmend eine eigene Persönlichkeit. Es kommt zur Selbstfindung in der Peergroup mit notwendiger Loslösung von zu Hause und Autonomieentwicklung. Die Kinder entdecken außerschulische Talente und haben eigene Hobbys wie Sport oder Musik.

Ist der Kindergarten in dieser Übergangsphase oder die Schule durch die Pandemie geschlossen, so besteht die Gefahr des mangelnden Erwerbs schulischer Fähigkeiten, der mangelnden Entwicklung einer eigenen Persönlichkeit und der mangelnden Selbstfindung durch Ausprobieren (Hobby, Sport, Musik) und fehlender Rückmeldung aus der Peergroup. Die Folge wäre ein Bildungsrückstand. Hier ist ganz klar ein Unterschied der Ausprägung der Folgen je nach sozialer Herkunft oder häuslicher Förderung festzustellen.

Insbesondere bei der Vorsorge U9 (ca. 5 Jahre) sind vergleichsweise mehr Defizite im Bereich der Fein- und Grobmotorik sowie der Konzentration festzustellen. Speziell Kinder mit Migrationshintergrund zeigen Defizite in der deutschen Sprache, wenn ein Kindergartenbesuch nicht möglich war. Bei den Schulkindern kommt es zunehmend zu Vorstellungen in der Praxis wegen Somatisierungsstörungen wie Kopf- oder Bauchschmerzen.

2 Fazit

Ein Jahr Leben in der Pandemie ist für Kinder und Familien von hoher Bedeutung und oftmals eine starke Belastung, wenn ein wichtiger Übergang von einer Lebensphase in die nächste betroffen ist.

Das Kleinkind sucht normalerweise nach Kontakt zu Gleichaltrigen und wird in seiner Entwicklung durch Kindergarten, Spielgruppen, erste Sport- und Musikangebote, Spielplatzbesuche oder Besuche bei anderen Kindern und Großeltern unterstützt. Die Entwicklung zum Schulkind bedarf einer Förderung der Selbstständigkeit und kognitiver Fähigkeiten. Im Schulkind- und Jugendalter dient das Ausprobieren in der Peergroup der Selbstfindung. All diese Prozesse sind durch Rückzug, Lockdown und eingeschränkte soziale Kontakte gestört.

Kinder in diesem Alter orientieren sich an den Eltern und ihren Emotionen, aktuell also auch an Ängsten, Abstandsregeln und Sorgen. Notwendige Reglementierungen und Einschränkungen können schon im Kindesalter zu emotionalen Verunsicherung und Angststörungen führen.

Familien sind in der Pandemie oft isoliert, die Betreuungssituation für Kinder ist nicht gesichert. Eltern versuchen den Spagat zwischen Kinderbetreuung und Erwerbstätigkeit oft im Home-Office und sind dadurch rund um die Uhr Ansprechpartner, insbesondere im Home-Schooling.

Eltern haben oft existentielle Ängste um Finanzen, Gesundheit und Jobs. Der Kontakt zu Großeltern, die oft in der Kinderbetreuung aushelfen, ist pandemiebedingt eingeschränkt. Der für die Eltern wichtige Ausgleich durch private Treffen und Hobbys ist oft nicht möglich. All dies führt zu einem Anstieg eines Konfliktpotentials in der Familie. Eltern berichten in den Kinderarztpraxen oft von Überforderung und Zunahme von Gewalt in der Familie.

Die Belastung durch die Pandemie für Kinder und junge Familien ist somit als sehr hoch anzusehen. Familien sollten in politischen Entscheidungen daher nicht aus den Augen gelassen und Hilfsangebote nicht eingeschränkt werden. Kitas und Schulen sind nachweislich keine Pandemietreiber. Sekundärschäden der Pandemie sind für Kinder wahrscheinlicher als rein medizinische Folgen einer möglichen Infektion. Die soziale Schere geht schon jetzt spürbar auseinander. Daher sollten Kitas und Schulen, wenn eben möglich, offengehalten werden. Die Gesellschaft sollte sich nicht mit der Frage beschäftigen, ob Kitas und Schulen geschlossen werden, sondern mit der Frage, wie sich die Gesellschaft verhalten sollte, damit Kitas und Schulen offenbleiben können.

Diese prägende Zeit wird an dieser Generation der Kinder und Jugendlichen nicht spurlos vorübergehen, Spätfolgen sind denkbar und vielleicht später auch messbar.

Simone Weyers

Soziale Ungleichheit in der Kindergesundheit: Status Quo und Hypothesen zur künftigen Entwicklung

Als Medizinsoziologin am Institut für Medizinische Soziologie der Heinrich-Heine-Universität/am Universitätsklinikum Düsseldorf befasse ich mich mit dem Themenbereich Kindergesundheit und Prävention im Kontext sozialer Ungleichheit. Anhand verschiedener Datenquellen versuche ich, gesundheitliche Ungleichheiten aufzuzeigen und Handlungsbedarfe abzuleiten. Hier besteht großer Handlungsbedarf, denn die COVID-19-Pandemie hat die bestehenden Probleme vermutlich verstärkt.

1 Kindliche Entwicklung zu Schuleingang

Die gesundheitliche Lage der Kinder in Deutschland ist grundsätzlich gut. Infolge verbesserter Lebensbedingungen und medizinischer Versorgung sind Infektionskrankheiten und Behinderungen zurückgegangen. Im Kinder- und Jugendgesundheitssurvey zwischen 2014 und 2017 stuften 96 von 100 Eltern die Gesundheit ihrer Kinder als gut oder sehr gut ein (Poethko-Müller et al. 2018). Die Gesundheit der Kinder in den ersten Lebensjahren, auf die sich die vorliegende Arbeit bezieht, wird dennoch durch verschiedene Problemlagen gekennzeichnet. Hierbei handelt es sich um sogenannte *neue Morbiditäten*. Dabei wird das Spektrum von Gesundheit und Entwicklung zunehmend von Störungen der psychischen und funktionellen Entwicklung sowie von verhaltensabhängigen körperlichen Erkrankungen gekennzeichnet (Reinhardt/Petermann 2010). Damit ergeben sich insbesondere Verhaltensstörungen, Entwicklungsstörungen in den Bereichen Sprache, Kognition und Motorik sowie Übergewicht und Adipositas.

Über das Ausmaß dieser neuen Morbiditäten geben die schulärztlichen Eingangsuntersuchungen Auskunft, die in allen Bundesländern obligatorisch für die Schulneulinge stattfinden. Sie haben den Vorteil, ganze Einschulungskohorten abzudecken und weisen somit keine Stichprobenverzerrungen auf, wie es bei repräsentativen Surveys der Fall ist.

Für den nordrhein-westfälischen (NRW) Einschulungsjahrgang 2018 lässt sich konstatieren, dass 27,2 % der Mädchen und 30,1 % der Jungen keine altersgerechte Sprachentwicklung aufwiesen (Landeszentrum Gesundheit Nordrhein-Westfalen 2021). Damit ist Sprache die am häufigsten festgestellte Entwicklungsstörung (Annuß et al. 2016). In den niedersächsischen Einschulungsuntersuchun-

ⓐ Open Access. © 2022 Simone Weyers [CC BY-NC-ND] Dieses Werk ist lizenziert unter der Creative Commons Attribution-NonCommercial-NoDerivatives 4.0 Lizenz.
https://doi.org/10.1515/9783110760361-007

gen, wo psychische Auffälligkeiten standardisiert anhand von emotionalen Problemen, Problemen mit Gleichaltrigen, Verhaltensproblemen und Hyperaktivität (Strengths and Difficulties Questionnaire; Woerner et al. 2002) erhoben werden, wurden 27,7 % der Kinder als verhaltensauffällig identifiziert (Bruns-Philipps et al. 2018). Eine nach Geschlecht differenzierte Angabe fehlt hier, aber anhand des Kinder- und Jugendgesundheitssurveys zeigt sich, dass Mädchen in der Altersgruppe mit 13,8 % seltener betroffen waren als Jungen mit 22,3 % (Klipker et al. 2018). Auffälligkeiten in der Körperkoordination sind ebenfalls eine der häufigsten Entwicklungsverzögerungen unter den Schulneulingen (Augste et al. 2012). 7,3 % der Mädchen und 11,0 % der Jungen in NRW hatten 2018 einen auffälligen Befund zu Schulbeginn (Landeszentrum Gesundheit Nordrhein-Westfalen 2021). Im Zusammenhang mit dem kindlichen Übergewicht zeigt sich, dass unter den Erstklässlern 2018 in NRW 6,3 % der Mädchen und 5,7 % der Jungen übergewichtig waren und 4,5 % der Mädchen und 4,8 % der Jungen adipös (Landeszentrum Gesundheit Nordrhein-Westfalen 2021).

2 Soziale Ungleichheiten der Entwicklung bei Schuleingang

Gesundheit und Entwicklung im Kindesalter sind sozial ungleich verteilt. In der Literatur finden sich dafür zahlreiche Belege. Für Deutschland ist hier zuvorderst der Kinder- und Jugendgesundheitssurvey zu nennen. Für die repräsentative Stichprobe der Kinder sind vielfältige gesundheitliche Ungleichheiten nachgewiesen worden (Lampert/Kuntz 2015), so auch für die oben genannten Bereiche der kindlichen Entwicklung. Sozioökonomisch benachteiligte Kinder nehmen häufiger logopädische Fördermaßnahmen in Anspruch als ihre sozioökonomisch besser gestellten Altersgenossen (Rommel et al. 2018), was als Indikator für eine beeinträchtigte Sprachentwicklung zu werten ist. Sie sind häufiger von psychischen Auffälligkeiten betroffen (Kuntz et al. 2018), sie weisen schlechtere Ergebnisse in Koordination, Beweglichkeit und Ausdauer auf (Starker et al. 2007) und sie sind häufiger übergewichtig oder adipös (Schienkiewitz et al. 2018).

Sollen die kompletten Schulneulingskohorten für eine sozial-differentielle Analyse herangezogen werden, stehen in der Regel nicht die in Surveys genutzten Indikatoren der sozialen Lage zur Verfügung. Im Rahmen der in Düsseldorf durchgeführten Studie „Gesundheit bei Schuleingang" (Wahl et al. 2018) konnten wir jedoch die in einer Elternbefragung erhobenen Sozialdaten mit den amtsärztlichen Untersuchungsdaten der Einschüler/innen 2017 und 2018 verbinden. Zieht man den elterlichen Bildungsgrad als Indikator der sozialen Lage heran

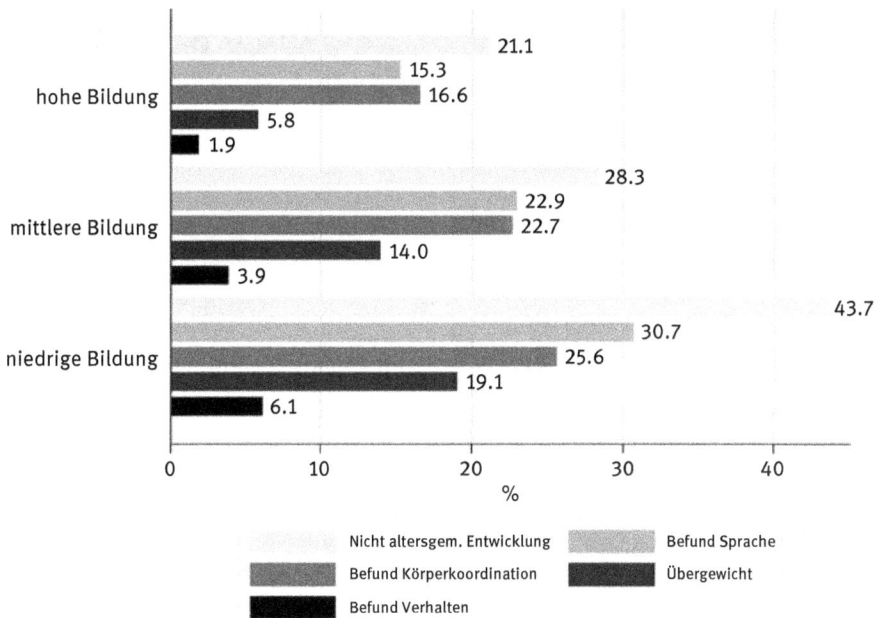

Abb. 1: Häufigkeit von Entwicklungsproblemen (%) nach elterlicher Bildung; n = 6.480 Schulneulinge Düsseldorf 2017/2018

und vergleicht man die Häufigkeit von Entwicklungsproblemen nach diesem, zeigt sich ein sozialer Gradient (Abb. 1). Demnach sind Kinder mit niedriger elterlicher Bildung (maximal Hauptschulabschluss mit oder ohne berufliche Ausbildung) deutlich häufiger betroffen als ihre Altersgenossen mit mittlerer elterlicher Bildung und diese wiederum häufiger als Kinder mit hoher elterlicher Bildung (mindestens ein Elternteil mit (Fach-) Hochschulabschluss). Beispielsweise sind 43,7 % der Kinder mit niedriger elterlicher Bildung, 28,3 % der Kinder mit mittlerer elterlicher Bildung und 21,1 % der Kinder mit hoher elterlicher Bildung nicht altersgemäß entwickelt. Damit ist das Risiko sozioökonomisch benachteiligter Kinder mehr als doppelt so hoch wie das der am besten gestellten Gruppe. Am stärksten sind die Unterschiede bei Übergewicht, wo Kinder mit niedriger elterlicher Bildung mehr als dreimal so häufig betroffen sind wie ihre Altersgenossen in der am besten gestellten Gruppe (19,1 % vs. 5,8 %).

3 Erklärungsansätze für soziale Ungleichheiten in der kindlichen Entwicklung

Soziale Ungleichheiten im Kindes- als auch Erwachsenenalter sind kein typisch deutsches Phänomen, sondern sie sind in allen europäischen Ländern mit unterschiedlichen politischen, wirtschaftlichen, kulturellen und wohlfahrtsstaatlichen Systemen zu finden (Mackenbach 2019). Dies zeigt bereits, dass ein ungleicher Zugang zur gesundheitlichen Versorgung keine ausreichende Erklärung für gesundheitliche Ungleichheiten ist. Vielmehr handelt es sich um eine komplexe Gemengelage verschiedener proximaler und distaler Faktoren.

Die Wissenschaft hat in den letzten Jahren verschiedene Modelle hervorgebracht, um diese Gemengelage im Erwachsenalter (Dahlgren/Whitehead 1991; Mielck 2005) und im Kindesalter (Dragano et al. 2010; Lampert/Richter 2009) zu systematisieren. An dieser Stelle soll auf eine aktuelle Übersichtsarbeit zurückgegriffen werden, welche die wesentlichen Pfade zur Verursachung gesundheitlicher Ungleichheit im Kindesalter zusammenfasst (Pearce et al. 2019; Abb. 2). Demnach sind die gesellschaftlichen Strukturen, welche die sozioökonomische Situation der Familie beeinflussen, die primären Treiber gesundheitlicher Ungleichheiten. Sie wirken beispielsweise über staatliche Transferleistungen oder politische Regelungen zu Arbeitszeiten, Home-Office und Elternzeit auf die familiäre sozioökonomische Situation. Aus Letzterer wiederum ergeben sich verschiedene Pfade, welche die kindliche Entwicklung beeinflussen:

(i) Die materielle Ausstattung entscheidet darüber, ob Familien sich grundlegende Alltagsdinge wie beispielsweise ausreichenden Wohnraum, Essen und Kleidung leisten können.

(ii) Auf dem psychosozialen Pfad können Erfahrungen von Status- und Kontrollverlust zur Aktivierung der Stressreaktionen führen. Bei jungen Kindern manifestieren sich diese Erfahrungen zunächst über die Eltern. Jugendliche entwickeln dann ein eigenes Verständnis von sozialer Positionierung. Hier sind aber auch weitere Alltagsstressoren relevant wie beispielsweise finanzielle Engpässe. Gleichzeitig helfen soziale Netzwerke mit ihren Unterstützungsleistungen, die gesundheitlichen Auswirkungen dieser Stressoren abzumildern. Im Gegenzug kann soziale Isolation als belastend erlebt werden.

(iii) Auf der Verhaltensebene sind Aspekte wie Ernährung, Bewegung, Rauchen oder Alkoholkonsum relevant. In Schwangerschaft und frühem Lebensalter sind die Verhaltensweisen der Eltern maßgeblich und wirksam, später entwickeln Kinder und Jugendliche dann eigene gesundheitsrelevante Verhaltensweisen.

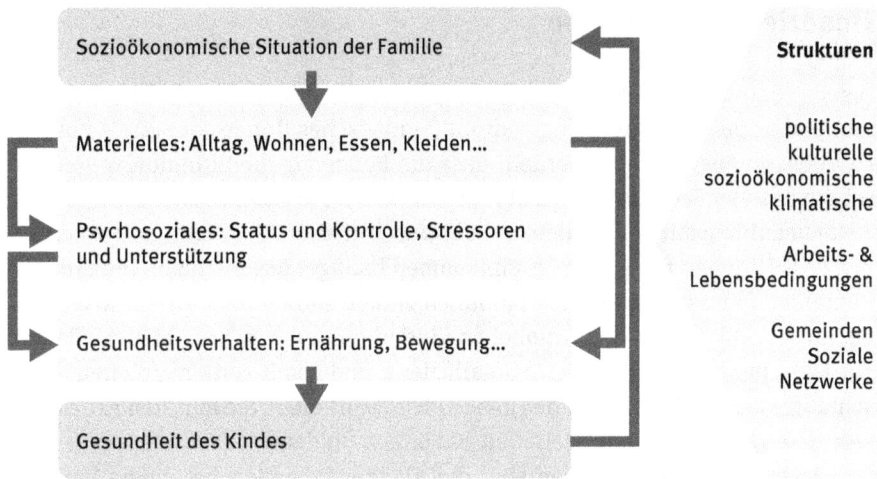

Abb. 2: Pfade gesundheitlicher Ungleichheit in der Kindergesundheit; eigene Übersetzung und Adaptation nach Pearce et al. (2019)

Materielle Ausstattung, psychosoziale Ressourcen oder Risiken und gesundheitsrelevante Verhaltensweisen sind auf vielfältige Weise miteinander verbunden. Beispiele dafür sind die mangelnde Erschwinglichkeit von Bewegungsangeboten für wirtschaftlich benachteiligte Familien oder übermäßiges Essen zur Stressbewältigung. Darüber hinaus werden diese drei Pfade von den gesellschaftlichen Strukturen auf Gemeindeebene beeinflusst, einschließlich der Beschaffenheit des Wohnquartiers, der Qualität von Kitas und Schulen, der Trägerlandschaft von Angeboten im Freizeitbereich oder der Leistungserbringer der medizinischen Versorgung, Prävention und Gesundheitsförderung.

4 Sozial-differentielle Folgen der COVID-19-Pandemie für die kindliche Entwicklung

Die Auswirkungen der Pandemie für Kinder und Jugendliche werden erst allmählich aufgearbeitet und dabei erfolgt der Blick selten mit dem Schwerpunkt auf soziale Ungleichheiten. In den folgenden Absätzen werden erste Vermutungen oder Ergebnisse zu den Folgen anhand der drei oben genannten Pfade dargestellt: die Auswirkungen im Bereich der materiellen familiären Situation, bei den psychosozialen Belastungen und beim Gesundheitsverhalten. Dabei wird ein Augenmerk auf vulnerable Familien und ihre Kinder gelegt.

Finanzielle Belastungen

Bereits vor der COVID-19-Pandemie war jedes siebte Kind in Deutschland von Armut und sozialer Ausgrenzung bedroht (Statistisches Bundesamt 2020a) und es kann davon ausgegangen werden, dass die Pandemie die Situation weiter verschärft hat. Der Verteilungsbericht 2020 zur Analyse der Einkommenssituation im Zusammenhang mit der Pandemie (Kohlrausch et al. 2020) kommt zu dem Ergebnis, dass Familien mit geringem Einkommen häufiger Einbrüche im Einkommen hinnehmen mussten und diese Einbußen zudem stärker ins Gewicht fielen. Bei der Einschränkung der institutionellen Kinderbetreuung insbesondere zu Beginn der Krise hatten vor allem geringqualifizierte und somit geringverdienende Beschäftigte keine Möglichkeit, im Home-Office zu arbeiten. Sie mussten Arbeitszeit reduzieren, um ihre Kinder betreuen zu können (ibidem).

Unter den Familienformen sind die Alleinerziehenden besonders belastet. Einerseits weisen sie ohnehin ein hohes Armutsrisiko auf: Im Jahr 2019 waren 42,7 % aller Personen in Haushalten von Alleinerziehenden armutsgefährdet (Bundeszentrale für politische Bildung 2020). Andererseits weisen sie eine hohe Erwerbsorientierung auf, sie arbeiten häufiger und mehr als Mütter aus Zwei-Eltern-Familien. Diese Erwerbsorientierung ist aber hochgradig auf eine verlässliche Betreuungsinfrastruktur angewiesen. Als im März 2020 Kitas und Schulen geschlossen wurden, wurde das Problem der Kinderbetreuung ins Private verschoben, dazu kamen die Kontaktbeschränkungen. Zwei-Eltern-Familien konnten diese Last aufteilen, während Alleinerziehende vor der Situation standen, ohne Unterstützung Arbeit, Kinderbetreuung und Alltag managen zu müssen (Stahl 2021). Zur Entwicklung der Armutsgefährdungsquoten bei Alleinerziehenden nach der Pandemie gibt es noch keine verlässlichen Daten, aber es kann davon ausgegangen werden, dass sich die Reduzierung der Arbeitszeiten ungünstig auf die ohnehin wirtschaftlich angespannte Lage alleinerziehender Familien auswirkt.

Gleichzeitig zeigen aktuelle Recherchen des ARD-Magazins Monitor, dass Förderleistungen der Bundesregierung trotz Rechtsanspruch bei wirtschaftlich belasteten Familien nicht ankommen. Im Corona-Jahr 2020 erhielten von ca. zwei Millionen Leistungsberechtigten unter 15 Jahren nur 55 % Mittel aus dem Bildungs- und Teilhabepaket (tagesschau 2021). Fachleute kritisieren die bürokratischen Hürden und fordern eine aktive Information der Behörden über die gesetzlichen Leistungen (ibidem).

Psychosoziale Belastungen

Kinder haben in der Pandemie vielfältige Stressoren erlebt. Zunächst dürften die oben genannten finanziellen Krisen in der Familie die Kinder belastet haben. Dafür gibt es bereits Belege aus dem ersten Lockdown. So zeigte sich beispielsweise in der in diesem Buch vorgestellten Elternbefragung von Schäfermeier und Agache, dass mehr als ein Drittel der alleinerziehenden Eltern von Kindern bis sechs Jahre angegeben hat, mit dem Einkommen als Familie während der Pandemie nicht zurecht zu kommen.

Neben den Erfahrungen von Statuskrisen oder -verlust stehen die familiären Konflikte zu Hause, welche durch die Kontaktbeschränkungen entstanden sind. Die Veränderungen von Regeln, Strukturen und Alltagsabläufen haben Eltern und Kinder verunsichert und die familiäre Interaktion belastet. So berichten in der Befragung von Esther Schäfermeier und Alexandru Agache finanziell belastete Eltern vor allem eine Zunahme an Streit und Konflikten in der Familie sowie eine Zunahme psychosomatischer Beschwerden (ibidem). Sehr eindrücklich sind auch die Fallbeispiele zu Kindern in schwierigen Lebenslagen von Birgit Mewes in diesem Buch.

Was (junge) Schulkinder darüber hinaus belastet haben dürfte, sind die Erfahrungen, nicht für die Anforderungen des häuslichen Lernens gerüstet zu sein. So weist eine Pressemitteilung des Statistischen Bundesamtes darauf hin, dass die nötige Ausstattung mit Computern in den Familien stark von deren Einkommen abhängt. Während 2019 fast die Hälfte (46 %) der Haushalte mit mindestens einem Kind und einem Nettoeinkommen unter 2.000 Euro kein Tablet besaß, waren es knapp ein Fünftel (18 %) der Haushalte mit einem Einkommen von monatlich 5.000 bis 18.000 Euro (Statistisches Bundesamt 2020b). Für das Home-Schooling waren aber nicht nur Computer erforderlich, sondern auch andere Ressourcen wie beispielsweise Drucker, um Arbeitsblätter zu Hause ausdrucken zu können und eine ruhige Umgebung, um selber zu lernen und andere Familienmitglieder nicht beim Home-Schooling oder Home-Office zu stören. Ergebnisse einer Befragung zur häuslichen Ausstattung des Lebens- und Lernumfelds zeigen, dass nur 64,2 % der Kinder in Familien mit Arbeitslosengeld-II-Bezug ein eigenes Zimmer haben und 69,5 % einen eigenen Schreibtisch (Geis-Thöne 2020).

Neben den heimischen Zugangsbarrieren zum digitalen Lernen gibt es aber auch Hinweise auf unterschiedliche Anspruchshaltungen des Lehrpersonals in der Pandemie. Während Lehrpersonen an privilegierten Standorten stärker an der Wahrung von inhaltlichen Standards festgehalten haben, haben sich Lehrpersonen an benachteiligten Schulen an einem (weiteren) Absenken des Anspruchsniveaus orientiert. Letztes erfolgte bei gleichzeitig stärkerer Fokussierung auf die emotionalen Bedürfnisse der Schülerinnen und Schüler. Dennoch werden damit soziale Ungleichheiten systematisch im Bildungssystem reproduziert, weil Inhalte und Kompetenzen wie etwa der Umgang mit digitalen Ressourcen nicht erlernt werden (Bremm 2021).

Gesundheitsverhalten

Die Schließungen der Kitas und Schulen haben alle Kinder betroffen, aber die negativen Auswirkungen auf den Lebensstil waren bei sozioökonomisch benachteiligten Kindern vermutlich gravierender.

Dies betrifft zunächst das Bewegungsverhalten. Durch das Schließen von Kitas oder das Verlegen des Unterrichtes auf die heimische Umgebung entfielen sowohl Alltagsbewegungen (Wege zur Einrichtung oder Laufen und Toben in den Pausen) als auch curriculare Bewegungs- und Sportstunden. Stattdessen verbrachten die Kinder, v. a. die Schulkinder, mehr oder weniger Zeit zu Hause vor dem Bildschirm, je nach Home-Schooling-Strategie der Schule. Darüber hinaus entfielen über einen langen Zeitraum viele Bewegungs- und Sportangebote im Freizeitbereich, wie Fußball, Turnen, Schwimmen – von den über Monate abgeriegelten Bolzplätzen ganz zu schweigen. Davon waren alle Kinder betroffen, in besonderer Weise aber Kinder, die einen schlechteren Zugang zu alternativen Spiel- und Bewegungsflächen haben wie eigene Gärten, Grünflächen oder Spielplätze. Ärmere Familien wohnen häufiger in Wohnformen ohne eigenen Garten. So berichteten im Sozio-oekonomischen Panel nur 34 % der Kinder in Familien mit Arbeitslosengeld-II-Bezug, einen Garten zu haben oder mitbenutzen zu dürfen (Geis-Thöne 2020). Die Evidenz zum sozial ungleichen Zugang zu Grünflächen und Spielplätzen ist gemischt. Anhand einer eigenen Analyse mit Geo-Daten in zwei sozioökonomisch benachteiligen Quartieren Kölns konnte für Meschenich gezeigt werden, dass das Angebot an Spielplätzen, Bolzplätzen und Spiel- und Sportangeboten sehr begrenzt ist, während es in Chorweiler diesbezüglich eine gute Angebotsstruktur gibt (unveröffentlichte Studienergebnisse). In der Literatur finden sich jedoch Hinweise, dass es in sozioökonomisch benachteiligten Quartieren einen vergleichbaren Zugang zu Spielplätzen (Buck et al. 2019) und Grünflächen (Mears et al. 2019) gibt, diese aber eine schlechtere Qualität aufweisen.

Die Schließungen von Kitas und Schulen betreffen auch das Ernährungsverhalten. Soziale Ungleichheiten im Verzehr gesunder Nahrungsmittel (Kuntz et al. 2018) und bei der täglichen Einnahme des Frühstücks (Kuntz et al. 2017) sind bei Kindern nachgewiesen worden. Mit ihren Strukturen zur gesunden Ernährung, wie z. B. im Rahmen des Gruppenfrühstücks in Kitas und Schulklassen, bieten Bildungseinrichtungen sozioökonomisch benachteiligten Kindern einen wichtigen Zugang zu gesundem Essen. Diese Strukturen sind ebenfalls weggebrochen.

Wenn die kompensierenden Maßnahmen in Kita und Schule wegfallen, entfalten die obesogenen (dickmachenden) häuslichen Umwelten ihre volle Wirkung. „When pandemics collide" titelten Brown et al. (2021) jüngst in einem Beitrag über das Zusammentreffen der Adipositas-Pandemie und der COVID-19-Pandemie. Dass das kindliche Übergewicht angestiegen ist, ist nicht nur empirische Alltagsbeobachtung, sondern wird durch erste Daten gestützt. So ergab die erste Auswertung der wieder stattfindenden Düsseldorfer Schuleingangsuntersuchung, dass der Body Mass Index der Schulneulinge um ca. 2,5 % angestiegen ist (siehe das Kapitel von Renate Bredahl in diesem Buch). Brisanterweise handelt es sich bei den untersuchten Kindern sehr häufig um Kinder, die verstärkt gesundheitliche und soziale Risikofaktoren aufweisen. Mit anderen Worten: Die ohnehin belasteten Kinder haben noch mehr zugenommen. Eine sozial-differentielle Auswertung aller Daten steht noch bevor. Einen Vorgeschmack geben eigene Auswertungen aus der Düsseldorfer Schuleingangsuntersuchung. Diese zeigen, dass das Risiko des kindlichen Übergewichts bei denjenigen Kindern am höchsten ist, die in Familien mit niedriger elterlicher Bildung und sozialräumlich belasteten Quartieren aufwachsen (Nguyen et al. 2021; Abb. 3). Man darf gespannt sein, welchen Effekt der Lockdown auf dieses Phänomen hat.

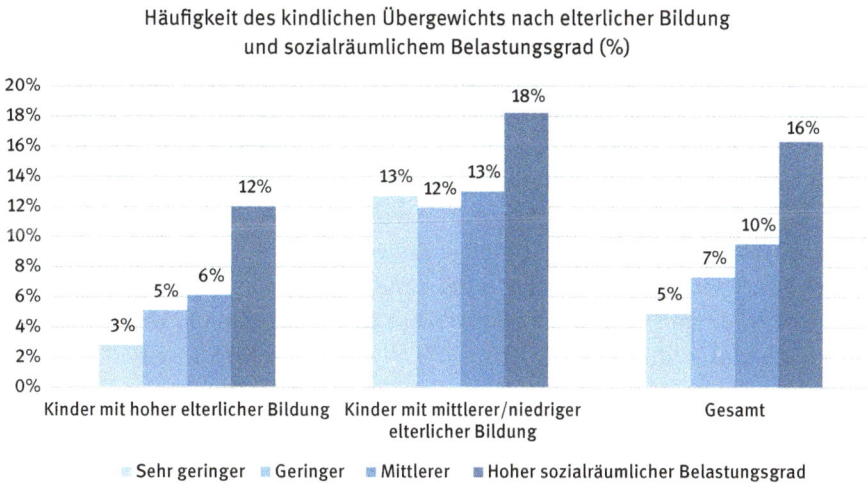

Abb. 3: Häufigkeit des kindlichen Übergewichts nach elterlicher Bildung und sozialräumlichem Belastungsgrad (%); Quelle: (Nguyen et al. 2021); mit freundlicher Genehmigung des Verlages (open access)

5 Hypothesen zur künftigen Entwicklung und Schlussfolgerung

Sozioökonomisch benachteiligte Kinder haben auch vor der Pandemie eine Akkumulation von Risikofaktoren erlebt. Auf Basis erster Ergebnisse kann vermutet werden, dass sie stärker unter den Folgen der COVID-19-Pandemie leiden als ihre besser gestellten Altersgenossen. Sie haben häufiger finanzielle Einbußen erlebt, waren in stärkerem Maße psychosozialen Belastungen exponiert und haben mehr unter den Einschränkungen mit Relevanz für das Gesundheitsverhalten gelitten. Infolge kann davon ausgegangen werden, dass sie in stärkerem Maße in ihrer Entwicklung beeinträchtigt worden sind. Vermutlich werden wir bei einem sozial-differentiellen Vergleich der Einschulungskohorten vor und nach der Pandemie beobachten, dass die Prävalenz von sprachlichen Entwicklungsverzögerungen, Verhaltensauffälligkeiten, motorischen Entwicklungsproblemen und Übergewicht bei sozioökonomisch benachteiligten Schulneulingen stärker angestiegen ist als bei ihren besser gestellten Altersgenossen.

Im Rahmen der kommunalen Prävention und Gesundheitsförderung sollten sozioökonomisch benachteiligte Familien und ihre Kinder noch stärker in den Blick genommen werden. Die Kommunen haben sich auch vor der Pandemie aufgestellt, um vulnerable Familien und ihre Kinder zu fördern: In vielen Kommunen haben sich *Präventionsketten* etabliert (Richter-Kornweitz 2016), so auch in Düsseldorf. Hier wurden unter dem Modell-Vorhaben *Kein Kind zurücklassen! Kommunen beugen vor* Entwicklungsscreenings in der Kita mit anschließender Beratung durch eine Präventionsmanagerin für Gebiete mit hohem Handlungsbedarf entwickelt (*Kita-Eingangsuntersuchung*; Strohmeier et al. 2016). Mittlerweile ist die sektorenübergreifende Umsetzung einer Präventionskette auf den Weg gebracht. Das *Präventionskonzept U27* hat das Ziel, Kinder, Jugendliche und junge Erwachsene in schwierigen Lebensverhältnissen in den Bereichen Bildung, Gesundheit, Erziehung und Teilhabe zu unterstützen (Landeshauptstadt Düsseldorf 2021).

Aber allzu lang sind die Kinder aus dem Fokus geraten zu Gunsten des Schutzes vulnerabler Personengruppen im Zusammenhang mit einer COVID-19-Infektion. Die Lebenslauf-Epidemiologie hat eindrückliche Belege dafür erbracht, dass Benachteiligungen in der Kindheit die soziale und gesundheitliche Entwicklung bis ins Erwachsenenalter beeinflussen mit einem erhöhten Risiko von chronischen Erkrankungen, z. B. der Psyche und des Herz-Kreislauf-Systems (zum Überblick z. B. Power/Kuh 2006). Mit den hier postulierten Problemen bei Kindern kaufen wir also ein Mehr an sozialen und gesundheitlichen Problemen im Erwachsenenalter ein. Diese gilt es mit aller Kraft zu vermeiden.

Literatur

Augste C, Jaitner D, Storr U (2012) Schuleingangsuntersuchung offenbart soziale Unterschiede bei Körperkomposition, Bewegungsverhalten und motorischem Entwicklungsstand. Deutsche Zeitschrift für Sportmedizin 2012:305–310. https://www.germanjournalsportsmedicine.com/fileadmin/content/archiv2012/Heft_9/originalia_augste_korr.pdf.

Bremm N (2021) Bildungsbenachteiligung in der Corona-Pandemie. Erste Ergebnisse einer multiperspektivischen Fragebogenstudie. PraxisForschungLehrer*innenBildung : PFLB : Zeitschrift für Schul- und Professionsentwicklung 3:54–70. https://doi.org/10.25656/01:22186.

Browne NT, Snethen JA, Greenberg CS, Frenn M, Kilanowski JF, Gance-Cleveland B, Burke PJ, Lewandowski L (2021) When Pandemics Collide: The Impact of COVID-19 on Childhood Obesity. Journal of Pediatric Nursing 56:90–98. https://doi.org/10.1016/j.pedn.2020.11.004.

Buck C, Bolbos A, Schneider S (2019) Do Poorer Children Have Poorer Playgrounds? A Geographically Weighted Analysis of Attractiveness, Cleanliness, and Safety of Playgrounds in Affluent and Deprived Urban Neighborhoods. Journal of Physical Activity and Health 16:397–405. https://doi.org/10.1123/jpah.2018-0177.

Bundeszentrale für politische Bildung (2020) Ausgewählte Armutsgefährdungsquoten | bpb. Bundeszentrale für politische Bildung.

Dragano N, Lampert T, Siegrist J (2010) Grundlagen der Gesundheitsförderung und Prävention in der Kinder- und Jugendhilfe: Wie baut sich soziale und gesundheitliche Ungleichheit im Lebenslauf aus? In: Sachverständigenkommission 13. Kinder- und Jugendbericht (Hg) Mehr Chancen für gesundes Aufwachsen: Gesundheitsförderung und gesundheitsbezogene Prävention in der Kinder- und Jugendhilfe. Verlag Deutsches Jugendinstitut, München, 11–50.

Klipker K, Baumgarten F, Göbel K, Lampert T, Hölling H (2018) Psychische Auffälligkeiten bei Kindern und Jugendlichen in Deutschland: Querschnittergebnisse aus KiGGS Welle 2 und Trends. Journal of Health Monitoring 3:37–45.

Kuntz B, Giese L, Varnaccia G, Rattay P, Lampert T (2017) Soziale Determinanten des täglichen Frühstücksverzehrs bei Schülerinnen und Schülern in Deutschland: Ergebnisse aus KiGGS Welle 1. Gemeinsam forschen – gemeinsam handeln 79. https://doi.org/10.1055/s-0037-1605893.

Kuntz B, Rattay P, Poethko-Müller C, Thamm R, Hölling H, Lampert T (2018) Soziale Unterschiede im Gesundheitszustand von Kindern und Jugendlichen in Deutschland – Querschnittergebnisse aus KiGGS Welle 2. Journal of Health Monitoring:19–36. https://doi.org/10.17886/RKI-GBE-2018-076.

Lampert T, Richter M (2009) Gesundheitliche Ungleichheit bei Kindern und Jugendlichen. In: Hurrelmann K, Richter M (Hg) Gesundheitliche Ungleichheit: Grundlagen, Probleme, Perspektiven, 2nd edn. VS, Verl. für Sozialwissenschaften, Wiesbaden, 209–230.

Lampert T, Kuntz B (2015) Soziale Ungleichheit der Gesundheitschancen im Kindes- und Jugendalter – Ergebnisse von KiGGS Welle 1. Gesundheitswesen 77. https://doi.org/10.1055/s-0035-1563256.

Landeshauptstadt Düsseldorf (2021) Präventionsketten. https://www.duesseldorf.de/jugendamt/wir/fth/duesseldorfer-praeventionsketten.html. Zugriff 20. Juli 2021.

Mackenbach JP (2019) Health inequalities: Persistence and change in modern welfare states. Oxford University Press, Oxford.

Mears M, Brindley P, Maheswaran R, Jorgensen A (2019) Understanding the socioeconomic equity of publicly accessible greenspace distribution: The example of Sheffield, UK. Geoforum 103:126–137. https://doi.org/10.1016/j.geoforum.2019.04.016.

Mielck A (2005) Soziale Ungleichheit und Gesundheit: Einführung in die aktuelle Diskussion, 1st edn. Programmbereich Gesundheit. Huber, Bern.

Nguyen TH, Götz S, Kreffter K, Lisak-Wahl S, Dragano N, Weyers S (2021) Neighbourhood deprivation and obesity among 5656 pre-school children-findings from mandatory school enrollment examinations. European Journal of Pediatrics 180:1947–1954. https://doi.org/10.1007/s00431-021-03988-2.

Pearce A, Dundas R, Whitehead M, Taylor-Robinson D (2019) Pathways to inequalities in child health. Archives of Disease in Childhood 104.

Poethko-Müller C, Kuntz B, Lampert T, Neuhauser H (2018) Die allgemeine Gesundheit von Kindern und Jugendlichen in Deutschland: Querschnittergebnisse aus KiGGS Welle 2 und Trends. Journal of Health Monitoring:8–15.

Power C, Kuh D (2006) Life course development of unequal health. In: Siegrist J, Marmot M (Hg) Social Inequalities in Health. Oxford University Press, 27–54.

Reinhardt D, Petermann F (2010) Neue Morbiditäten in der Pädiatrie. Monatsschrift Kinderheilkunde 158:14. https://doi.org/10.1007/s00112-009-2113-8.

Rommel A, Hintzpeter B, Urbanski D (2018) Inanspruchnahme von Physiotherapie, Logopädie und Ergotherapie bei Kindern und Jugendlichen in Deutschland-Querschnittergebnisse aus KiGGS Welle 2 und Trends. Journal of Health Monitoring 3(4):22–36. https://www.rki.de/DE/Content/Gesundheitsmonitoring/Gesundheitsberichterstattung/GBEDownloadsJ/Focus/JoHM_04_2018_Inanspruchnahme_Heilmittel_KiGGS-Welle2.pdf?__blob=publicationFile.

Schienkiewitz A, Brettschneider A-K, Damerow S, Schaffrath Rosario A (2018) Übergewicht und Adipositas im Kindes- und Jugendalter in Deutschland: Querschnittergebnisse aus KiGGS Welle 2 und Trends. Journal of Health Monitoring 3:16–22.

Stahl A (2021) Corona-Krise trifft Alleinerziehende besonders hart: Pressemeldung vom 26. Februar 2021.

Starker A, Lampert T, Worth A, Oberger J, Kahl H, Bös K (2007) Motorische Leistungsfähigkeit. Ergebnisse des Kinder- und Jugendgesundheitssurveys (KiGGS) (Motor Fitness. Results of the German Health Interview and Examination Survey for Children and Adolescents (KiGGS)). Bundesgesundheitsblatt – Gesundheitsforschung – Gesundheitsschutz 50:775–783. https://doi.org/10.1007/s00103-007-0240-8.

Statistisches Bundesamt (2020a) Tag der Kinderrechte: Jedes siebte Kind in Deutschland von Armut und sozialer Ausgrenzung bedroht. Pressemitteilung Nr. N 076 vom 19. November 2020.

Statistisches Bundesamt (2020b) Homeschooling: Digitale Ausstattung in Familien hängt stark vom Einkommen ab. https://www.destatis.de/DE/Presse/Pressemitteilungen/2020/07/PD20_N042_639.html. Zugriff am 13. Juli 2021.

tagesschau (2021) Bildungs- und Teilhabepaket: Hilfe kommt bei vielen Kindern nicht an. https://www.tagesschau.de/investigativ/monitor/benachteiligung-kinder-101.html. Zugriff am 8. Juni 2021.

Wahl S, Kreffter K, Frölich S, Müller-Thur K, Dragano N, Göbels K, Poschkamp T, Schäfer M, Weyers S (2018) Die Schuleingangsuntersuchung als Türöffner für die gesundheitswissen-

schaftliche Forschung?: Eine Analyse zur Studienteilnahme „schwer erreichbarer" Bevöl-
kerungsgruppen (Is the school entrance examination a door opener for health sciences
research? : Analyzing study participation of hard-to-reach groups). Bundesgesundheitsblatt Gesundheitsforschung Gesundheitsschutz 61:1236–1241. https://doi.org/10.1007/
s00103-018-2808-x.
Woerner W, Becker A, Friedrich C, Rothenberger A, Klasen H, Goodman R (2002) Normierung
und Evaluation der deutschen Elternversion des Strengths and Difficulties Questionnaire
(SDQ): Ergebnisse einer repräsentativen Felderhebung. Zeitschrift für Kinder- und Jugend-
psychiatrie und Psychotherapie 30:105–112. https://doi.org/10.1024//1422-4917.30.2.
105.

Renate Bredahl

Corona-Pandemie: Entwicklungsprobleme bei Schulneulingen nachweisbar

Als Ärztin für Kinder- und Jugendmedizin leite ich im Gesundheitsamt der Landes-hauptstadt Düsseldorf das Sachgebiet Kinder- und Jugendgesundheit. Unser Team von Kinderkrankenschwestern und Kinder- und Jugendärztinnen untersucht die Düsseldorfer Kinder zur Einschulung, aber auch wegen anderer Fragestellungen, besonders schulisch und wegen Eingliederungshilfe. Neben der optimalen Beratung und Entscheidung in jedem Einzelfall tragen wir zur Gesundheitsberichterstattung („Daten für Taten") bei und wollen so Kindergesundheit und Kinderschutz fördern – natürlich auch während der COVID-19-Pandemie. Besonders wichtig sind uns aus sozialen (und medizinischen) Gründen benachteiligte Kinder und Jugendliche, die sozialkompensatorisch unterstützt werden.

1 Corona-Pandemie: Sorgen um die Entwicklung von Schulneulingen

Das Thema der pandemiebedingten Entwicklungsprobleme bei Kindern wird so-wohl von niedergelassenen und von im öffentlichen Gesundheitsdienst tätigen Kinder- und Jugendärztinnen und -ärzten, als auch von vielen anderen Akteuren aus den Bereichen Gesundheit, Jugendhilfe und Bildungswesen seit längerem höchst besorgt angesprochen. In den unterschiedlichsten Kontexten wird deut-lich, dass viele Kinder unter den Bedingungen von Corona und Lockdown, der Einschränkung von institutionalisierter Bildung und Betreuung und unter erheb-licher zusätzlicher Belastung ihrer Eltern Entwicklungsschwierigkeiten entwi-ckelt haben.

In der Reihenuntersuchung der Schulneulinge und unter Einbeziehung der Ergebnisse des SOPESS (siehe unten) gelang es frühzeitig, einen negativen Effekt für bestimmte Kinder in Düsseldorf tatsächlich nachzuweisen.

∂ Open Access. © 2022 Renate Bredahl [CC] BY-NC-ND Dieses Werk ist lizenziert unter der Creative Commons Attribution-NonCommercial-NoDerivatives 4.0 Lizenz.
https://doi.org/10.1515/9783110760361-008

2 Tätigkeiten des Sachgebietes Kinder- und Jugendgesundheit

Im Sachgebiet Kinder- und Jugendgesundheit der Landeshauptstadt Düsseldorf wird normalerweise der Jahrgang der Düsseldorfer einzuschulenden Kinder zur Schulneulingsuntersuchung eingeladen. Zur Untersuchung gehören die individuelle Beurteilung der Gesundheit des Kindes in verschiedensten Aspekten sowie die Empfehlungen der untersuchenden (Fach-)ärztin; diese stützt sich unter anderem auch, wie überall in NRW und mittlerweile in vielen anderen Bundesländern, auf das SOPESS (sozialpädiatrisches Entwicklungsscreening für Schuleingangsuntersuchungen). SOPESS umfasst standardisierte, in Punkten bewertete Aufgaben und damit die Grundlage für eine Einteilung des jeweiligen Entwicklungsbereiches als unauffällig, grenzwertig oder auffällig. Erfasst werden die Bereiche Selektive Aufmerksamkeit, Zählen, Simultanerfassung und Mengenvergleich, Visuomotorik, Visuelle Wahrnehmung, Präpositionen, Pluralbildung, Pseudowörter, Artikulation und Körperkoordination, siehe auch Tab. 1. Es handelt sich um ein reliables, gut validiertes und in NRW flächendeckend genutztes und auch sonst weit verbreitetes Screeningprogramm (Daseking et al. 2009)[1].

Zusätzlich werden im Sachgebiet Kinder- und Jugendgesundheit Untersuchungen zahlreicher anderer Kinder wegen schulischer Fragestellungen und im Rahmen der Eingliederungshilfe für Behinderte und von Behinderung bedrohte Kinder sowie in Kindergärten durchgeführt. Damit kommen die Kinder- und Jugendärztinnen und Gesundheits- und Kinderkrankenpflegerinnen des Sachgebietes mit einem sehr breiten Spektrum von Kindern, deren Familien und Lebenswelten aus ganz Düsseldorf in Kontakt.

3 Corona-Situation im Sachgebiet Kinder- und Jugendgesundheit

Die regulär im Herbst 2019 begonnene Untersuchung der August 2020 einzuschulenden Kinder musste aufgrund des Lockdowns am 13. März 2020 zunächst beendet werden. Bis dahin waren 2.969 Kinder untersucht worden. Unter sorgfältigen

---

1 Detaillierte Angaben hierzu finden sich auch beim Landeszentrum Gesundheit NRW, das auch dieses Programm mitentwickelte und die nötigen Unterlagen dazu den Kommunen zur Verfügung stellt (https://www.lzg.nrw.de/nocms/jahresberichte/reports/2012/up3/sopess_punkte/sopess.html. Zugriff am 8. Oktober 2021).

und situationsangepassten Hygienemaßnahmen konnten neben sehr dringenden anderen Untersuchungen später nur noch 80 Schulneulinge untersucht werden.

Im Herbst 2020 begann ebenfalls unter oben genannten Bedingungen die Untersuchung von im Jahr 2021 einzuschulenden Kindern. Die zu beachtenden umfassenden Hygienemaßnahmen und die sonstigen Tätigkeiten der Mitarbeiterinnen reduzieren die Anzahl der zur Verfügung stehenden Termine so, dass nur erheblich weniger Kinder eingeladen werden können. Im Laufe der Zeit konnten diese Effekte teilweise aufgefangen werden, aber letztlich wird nur ein kleinerer Teil der Schulneulinge 2021 untersucht werden können.

4 Erste Alarmzeichen

Schon im September 2020, bei Beginn der Untersuchungen der 2021 einzuschulenden Kinder sahen die Mitarbeiterinnen bei der Anamneseerhebung, dass ein Kindergartenbesuch kaum noch stattgefunden hatte und manche Eltern ihre Kinder deswegen komplett abgemeldet hatten. Auch Spezialuntersuchungen wie Vorstellungen in sozialpädiatrischen Zentren hatten wegen Aufschiebens der Termine oft nicht stattgefunden, Therapien waren teils langfristig unterbrochen worden. Die medizinische Basisversorgung inklusive Vorsorgeuntersuchungen und Impfungen hingegen war, sicher mit gewissen zeitlichen Verzögerungen, nachweisbar weitergelaufen.

Die Untersucherinnen bemerkten dann auch rasch, dass in allen Bereichen, besonders aber bzgl. der sprachlichen Fähigkeiten bzw. der Beherrschung des Deutschen gegenüber den Vorjahren deutlich reduzierte Ergebnisse vorlagen.

5 Untersuchungskollektive und Ergebnisse

Unsere aktuelle vergleichende Zwischenauswertung der ersten 782 untersuchten, 2021 einzuschulenden Kinder zeigt, dass die allgemeine Besorgnis nur zu gerechtfertigt ist.

Wie seit Jahren üblich, wurden auch 2020 direkt in der Anfangsphase der Schulneulingsuntersuchungen (jetzt bzgl. der Einschulung 2021) aus sozialkompensatorischen Gründen ganz überproportional Kinder mit gesundheitlichen und sozialen Gefährdungen und damit Kinder, bei denen Besonderheiten wegen medizinischer oder sozialer Faktoren zu erwarten sind, untersucht. Die beiden Gruppen der jeweils ersten 782 Kinder, die zur Einschulung 2020 im Herbst 2019 noch vor Beginn der Corona-Pandemie untersucht wurden (29. August bis zum

Tab. 1: SOPESS-Kriterien

Punktwert je SOPESS-Parameter	auf-fällig	grenz-wertig	unauf-fällig	maximal erreich-bar	$\bar{X}$ Schul-neulinge 2020	$\bar{X}$ Schul-neulinge 2021
Selektive Aufmerksamkeit	0–10	11–13	14–29	29	15,3	13,71
Zählen	0–12	13–16	17–20	20	15,94	13,82
Simultanerfassung und Mengenvergleich	0–10	11–13	14–16	16	12,73	11,22
Visuomotorik	0–4	5–6	7–12	12	6,57	5,87
Visuelle Wahrnehmung	0–8	9–10	11–15	15	11,02	9,86
Präpositionen	0–4	5	6–8	8	4,9	3,63
Pluralbildung	0–3	4–5	6–7	7	4,16	3,15
Pseudowörter	0–3	4	5–6	6	4,48	3,49
Körperkoordination	0–6	7–8	≥ 9	(um 32)	10,42	8,69
Deutsch				5	3,72	3,25

SOPESS-Beurteilungskriterien sowie durchschnittliche absolute Punktzahlen der jeweils ersten 782 untersuchten Schulneulinge 2020 und 2021 (2 Spalten ganz rechts). Zum Parameter „Deutsch" siehe Text.

25. November 2019) und die zur Einschulung 2021 ab Herbst 2020 untersucht wurden (7. September 2020 bis 17. März 2021) sind geeignete Vergleichsgruppen. Dies wird an der hohen, fast identischen Anzahl (422 versus 429) von Kindern aus Wohnbereichen mit überdurchschnittlichem (hohem oder sehr hohem) sozialem Handlungsbedarf (Golschinski 2017) offenbar[2].

Tabelle 1 zeigt die Punktwerte für alle SOPESS Parameter im Vergleich der beiden Gruppen. Es zeigt sich, dass die absoluten Punktewerte bei allen Parametern gesunken sind. So haben beispielsweise die ersten 782 untersuchten Schulneulinge 2020 im Durchschnitt 4,9 Punkte im Test Präpositionen erreicht, während die ersten 782 untersuchten Schulneulinge 2021 in diesem Test durchschnittlich nur 3,63 Punkte erreicht haben.

Für eine weitergehende Betrachtung wurden jeweils die Durchschnittspunktwerte der 782 ersten Schulneulinge 2020 als 100%-Werte zu Grunde gelegt und die Durchschnittswerte der entsprechenden ersten Schulneulinge 2021 dazu in Beziehung gesetzt. Kinder, die im SOPESS entsprechende Aufgaben gar nicht lösen konnten bzw. nicht zur Mitarbeit bereit waren, erhielten 0 Punkte.

Bei der selektiven Aufmerksamkeit (maximale Punktzahl 29) sank der Durchschnittswert von 15,3 auf 13,71 Punkte und damit um 10,39 %. Das Zählen (Maxi-

---

2 Zu den Kategorien der sozialräumlichen Gliederung, die vom Jugendamt der Landeshauptstadt Düsseldorf initiiert wurde, siehe auch Golschinski (2017).

mum 20) sank mit den Durchschnittswerten von 15,94 auf 13,82 Punkte und damit um 13,3 %. Bzgl. Simultanerfassung und Mengenvergleich (erreichbares Maximum 16) reduzierte sich der Durchschnittswert von 12,73 auf 11,22 Punkte, also um 11,86 %. Im motorischen Bereich war in der Visuomotorik (maximal 12 Punkte) ein Absinken von durchschnittlich 6,57 auf 5,87 Punkte, also um 10,65 % zu verzeichnen. Im Bereich visuelles Wahrnehmen reduzierten sich die Punktwerte (Maximum 15) von 11,02 auf 9,86 Punkte und damit um 10,53 %.

Im Bereich Sprache reduzierten sich die Punktwerte für den Gebrauch von Präpositionen (maximal können 8 Punkte erzielt werden) von 4,90 auf 3,63 Punkte und damit um 25,92 %. Beim Bilden des Plurals (maximal 7 Punkte möglich) wurde eine Reduktion von 4,16 auf 3,15 Punkte und damit um 24,28 % beobachtet. Das Nachsprechen von Pseudowörtern (möglich sind 6 Punkte) reduzierte sich von 4,48 auf 3,49 Punkte und damit um 12,05 %. Die Einschätzung der allgemeinen kommunikativen Fähigkeiten im Deutschen durch die Untersucherin auf einer Skala von 1 (keine Deutschkenntnisse) bis 5 (spricht flüssig und fehlerfrei Deutsch) reduzierte sich von 3,72 auf 3,25 Punkte und damit um 12,63 %.

In der Körperkoordinationsaufgabe (Seithüpfen, praktisch mögliches Maximum um 32) reduzierte sich der Durchschnittswert von 10,42 auf 8,69 Punkte und damit um 16,6 %. Abb. 1 illustriert die prozentuale Reduktion der Punktewerte für die Parameter des sozialpädiatrischen Screenings.

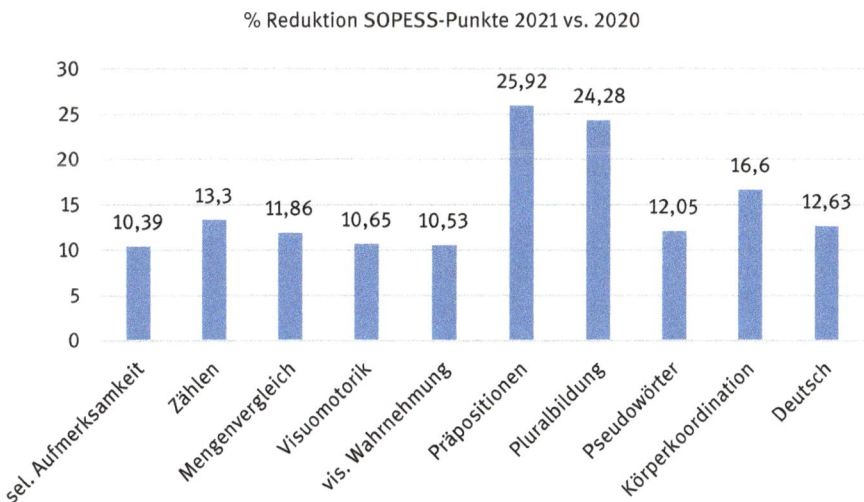

Abb. 1: Ausmaß des Verlustes an Punkten im SOPESS. Ergebnisse der jeweils ersten 782 untersuchten Schulneulinge 2021 gemessen an der Vergleichskohorte 2020, deren Werte als 100 %. Zum Parameter „Deutsch" siehe Text.

Der durchschnittliche Body-Mass-Index stieg außerdem von $16,16\,\text{kg/m}^2$ auf $16,57\,\text{kg/m}^2$ und somit um $2,5\,\%$.

Allerdings fanden sich auch positive Entwicklungen. Die dokumentierte Inanspruchnahme der Vorsorgeuntersuchung U9 wurde bei den Schulneulingen 2020 bei 607 Kindern beobachtet und bei den Schulneulingen 2021 bei 628 Kindern. Damit fand sich sogar ein leichter Anstieg um $3,5\,\%$. Die durchschnittlich dokumentierte Anzahl der Impfungen gegen Tetanus stieg ebenfalls leicht, von $3,92$ auf 4 um ca. $2\,\%$.

6 Zusammenfassung und Ausblick

Gegenüber den ersten 782 Kindern zur Einschulung 2020, die im Herbst 2019 noch vor Beginn der Corona-Pandemie untersucht wurden, zeigen sich bei den ersten 782 untersuchten Schulneulingen 2021 zwar erfreulich stabile Werte bezüglich der Teilnahme an Vorsorgeuntersuchungen und Impfungen und eine (noch!) geringe Zunahme des BMI. Andererseits wurden erhebliche Einbußen in den mit dem SOPESS dokumentierten Parametern des Entwicklungsstatus beobachtet. Erfasst wurden dabei ganz überproportional Kinder mit medizinischen und/oder mit sozialen Risiken. Zu Corona-Pandemie-Effekten bei weniger belasteten oder unbelasteten Kindern können wir keine Aussagen machen.

Zumindest in dieser speziellen Gruppe erweist sich also die allgemeine Besorgnis als gerechtfertigt. Eine langfristige Intensivierung aller wirksamen Fördermaßnahmen ist unbedingt erforderlich, besonders im Bereich der Sprache. Sowohl Sprachtherapien als auch Deutschförderung, auch im Setting der Kindergemeinschaftseinrichtungen, müssen ausgebaut werden. Wir alle dürfen jedoch auch dann von den Kindern kein „mal eben wieder aufholen" einfordern, sondern langfristiges, gut überprüftes, geduldiges Handeln ist nötig. Die Reihenuntersuchungen der Kinder- und Jugendärztinnen und -ärzte des öffentlichen Gesundheitsdienstes können hier auch in Zukunft wertvolle Informationen beitragen. Ihre Untersuchung des (fast) kompletten Jahrgangs der Schulneulinge bietet die Basis für den querschnittsartigen, aber auch den longitudinalen und auch interkommunalen und Subgruppen berücksichtigenden Vergleich der Entwicklung durch die SOPESS-Parameter, aber auch weiterer gesundheitlicher Indikatoren (wie Inanspruchnahme der Vorsorgeuntersuchungen und des Impfangebotes, Körpermaße, Sehtest, Hörtest, chronische Erkrankungen, Behinderungen) und damit eine Handlungsgrundlage für gezielte Interventionsmaßnahmen.

Kernaussagen: Zumindest in einem Kollektiv von Schulneulingskindern mit erhöhtem gesundheitlichem und/oder sozialem Risiko wurde die Entwicklung durch die Pandemie messbar gebremst. Besonders ausgeprägt ist dies im Bereich Sprache. Die Reihenuntersuchung der Schulneulinge mit dem SOPESS (sozialpädiatrisches Entwicklungsscreening für Schuleingangsuntersuchungen) ist geeignet, dies nachzuweisen.

Danksagung: Diese Ergebnisse konnten nur auf der Basis der kontinuierlichen und äußerst engagierten und sachkundigen Arbeit des gesamten Teams Kinder- und Jugendgesundheit, Gesundheitsamt, Landeshauptstadt Düsseldorf entstehen. Danke dafür!

Frau Dr. phil. Simone Weyers vom Institut für Medizinische Soziologie danke ich für die Einladung zur Erstellung dieses Beitrages und die umfassende Hilfestellung.

Literatur

Daseking M, Petermann F, Roske D, Trost-Brinkhues G, Simon K, Oldenhage M (2009) Entwicklung und Normierung des Einschulungsscreenings SOPESS (Development and standardisation of the social-pediatric screening SOPESS). Gesundheitswesen 71:648–655. https://doi.org/10.1055/s-0029-1239511.
Golschinski M (2017) Sozialräumliche Gliederung; Fortschreibung 2017. https://www.duesseldorf.de/fileadmin/Amt13/presseanhang/Sozialraeumliche-Gliederung-Fortschreibung2017.pdf. Zugriff am 4. Oktober 2021.

Christine Joisten, Stefanie Wessely und Wanja Noethig

Bewegung im Kindes- und Jugendalter in Zeiten der COVID-19-Pandemie

Als Ärztin und Sportmedizinerin befassen mein Team und ich uns seit Jahren an der Deutsche Sporthochschule Köln mit Prävention und Therapie von kindlichem Übergewicht und nichtübertragbaren Erkrankungen. Dabei stellt insbesondere die kommunale Gesundheitsförderung einen zentralen Schwerpunkt unserer Arbeit dar.

1 Einleitung

Der Nutzen von körperlicher Aktivität ist insbesondere für das Kindes- und Jugendalter gut belegt. Wie viel Bewegung allerdings für eine gesunde Entwicklung notwendig ist, kann (aktuell) nicht konkret beziffert werden. Die Basis für nationale und internationale Empfehlungen zu Bewegungsumfängen, -frequenz und -intensitäten bzw. der Begrenzung von Sitzzeit oder Medienkonsum ist sehr dünn; zumeist stellen sie Mindestempfehlungen dar wie beispielsweise die von der Weltgesundheitsorganisation (WHO 2013) geforderten 60 min pro Tag mit zumindest moderater Intensität (s. u. a. Graf et al. 2017). Für Deutschland erfolgte eine Zusammenstellung im Jahr 2015 infolge einer Recherche und Bewertung aller bis zu diesem Zeitpunkt erschienenen internationalen Empfehlungen bzw. systematischen Reviews unter Berücksichtigung verschiedener Altersgruppen; integriert wurden außerdem die Ergebnisse eines Expertenkonsens aus 2012 (Graf et al. 2014).

Seit nun im Dezember 2019 die ersten COVID-19 Fälle in Wuhan, China, auftraten, verbreitete sich die SARS-CoV-2-Infektion weltweit rasend schnell. Zur Vermeidung möglicher Infektionen wurde in Deutschland im März 2020 ein erster Lockdown ausgerufen; für Kinder und Jugendliche bedeutete dies die Schließungen von Schulen, Kindergärten, Vereinen etc. Im Mai 2020 wurde schrittweise gelockert, infolge der zweiten und dritten Welle erfolgten dann weitere Lockdowns, die allerdings regional unterschiedlich gehandhabt wurden. Eine Übersicht über die Maßnahmen in NRW findet sich in Abb. 1. Inwiefern sich dies auf die verschiedenen gesundheitlichen Dimensionen im Kindes- und Jugendalter auswirkt, ist Gegenstand vieler Forschungen, leider aber auch Spekulationen. In diesem Beitrag sollen daher neben grundlegenden Hintergründen zum Bewegungsverhalten die aktuellen Daten zu möglichen Auswirkungen der Pandemie auf das Bewegungsverhalten in dieser Altersgruppe und mögliche Folgen dargestellt werden.

ð Open Access. © 2022 Christine Joisten, Stefanie Wessely, Wanja Noethig [CC BY-NC-ND] Dieses Werk ist lizenziert unter der Creative Commons Attribution-NonCommercial-NoDerivatives 4.0 Lizenz.
https://doi.org/10.1515/9783110760361-009

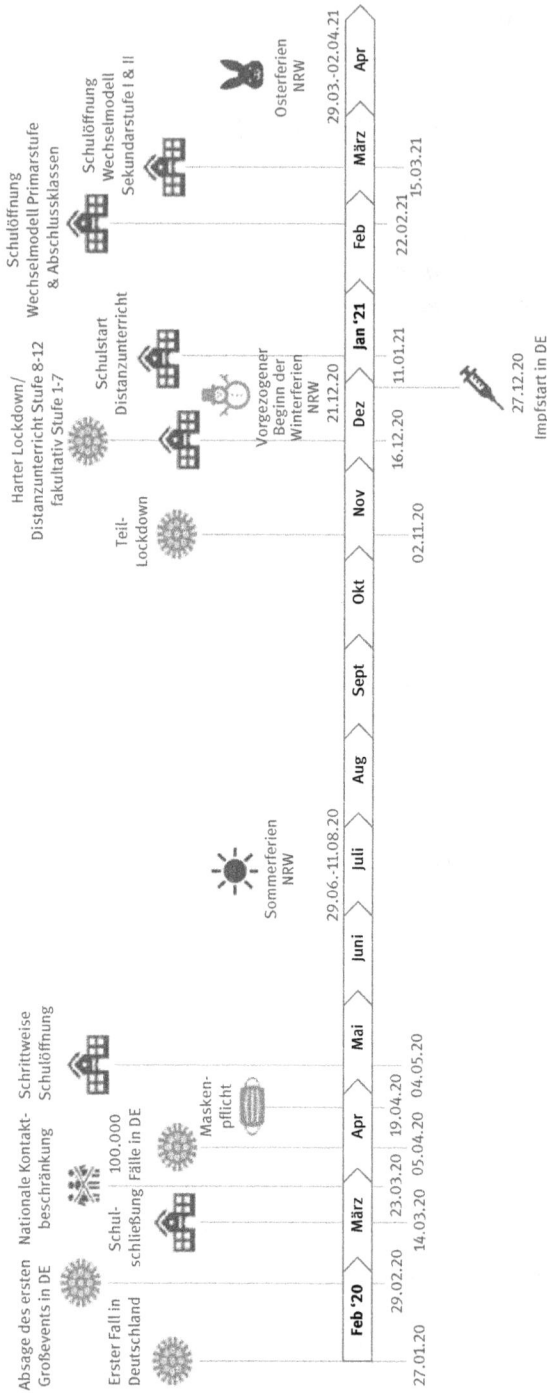

Abb. 1: Pandemieverlauf und Schulschließungen in NRW im Zeitraum Februar 2020 bis April 2021, © Christine Joisten

2 Begriffsbestimmungen

Bewegung findet in Alltag, Freizeit und Institutionen wie Kindergärten und Schulen statt; unterschieden wird zusätzlich zwischen angeleiteter und nicht angeleiteter bzw. freier körperlicher Aktivität, z. B. Vereinssport versus Spielplatz. Generell wird auch im Kindes- und Jugendalter unter Bewegung all das verstanden, was mit einer Steigerung des Energieverbrauchs einhergeht (Caspersen et al. 1985). Die methodische Erfassung von Bewegung/körperlicher Aktivität ist komplex, sollte aber den unterschiedlichen Ausübungsformen von Kindern gerecht werden. Goldstandard ist eigentlich die Messung mit doppelt markiertem Wasser („doubly labelled water"[1]), einem aufwendigen und kostspieligen Verfahren, das über den Energie-Umsatz Rückschlüsse auf Masse und Volumen der körperlichen Aktivität zieht, und daher nur selten zum Einsatz kommt (Rachele et al. 2012). Meist werden Befragungen, Beobachtungen und/oder Schrittzähler, Akzelerometer bzw. Bewegungsmelder eingesetzt. Bzgl. der kardiorespiratorischen Fitness wird häufig der Shuttle-Run Test eingesetzt, ansonsten werden Einzeltests (z. B. Handgrip, seitliches Hin- und Herspringen) oder Testbatterien (z. B. das Motorikmodul aus der KiGGS Studie bzw. der Dordel-Koch-Test, s. hierzu www.fitnessolympiade.de) durchgeführt. Die Ergebnisse können sich je nach genutzter Methode erheblich unterscheiden. Zusammengefasst heißt dies, welche Daten auch immer zitiert werden, letztlich muss die Erhebungsart stets berücksichtigt werden.

In den Fokus ist inzwischen zunehmend auch die Betrachtung bzw. Erfassung der körperlichen Inaktivität oder des sogenannten *Sedentarismus* bzw. *sedentary behaviour* gelangt. Die Sitzzeit hat sich zunehmend als eigenständiger Risikofaktor herausgestellt und wird im Erwachsenenalter gerne auch als „das neue Rauchen" bezeichnet (Vallance et al. 2018). Als Definition werden meist folgende Betrachtungsweisen aus dem Erwachsenenalter herangezogen: Sedentary umfasst Aktivitäten wie Sitzen, Fernsehschauen, Videospiele spielen etc., die durch wenig Bewegung bzw. einen geringen Energieverbrauch unter 1,5 MET (metabolisches Äquivalent) gekennzeichnet sind. Sedentarismus wird als überwiegend sedentary behaviour definiert, das durch ein Minimum an Bewegung mit geringem Ener-

---

1 Mit Doubly Labelled Water Methode wird der Energieverbrauch über die Kohlendioxidabgabe bestimmt. Zu diesem Zweck wird eine bestimmte Menge Wasser mit markierten Wasserstoff- und Sauerstoffisotopen oral zugeführt. Die Sauerstoffisotope binden auch an Kohlenstoffionen; der entsprechende Gehalt an Kohlendioxid kann gemessen werden. Aus der Differenz zwischen den ausgeschiedenen und verbleibenden Isotopen kann der Energieverbrauch innerhalb eines bestimmten Zeitraumes berechnet werden.

gieverbrauch unter 1,5 MET gekennzeichnet ist. Bei kleinen Kindern kommt insbesondere auch der (motorisierte) Transport in Kindersitzen, Kinderwagen und/oder Sitzen/Liegen hinzu. Altersabhängig wird der Energieumsatz zwischen 9 bis 18 Jahren mit 1,1 bis 1,5 METs angegeben (Butte et al. 2018).

3 Aktuelle Empfehlungen

Wie eingangs dargestellt ist nicht wirklich bekannt, wie viel Bewegung tatsächlich notwendig ist, um gesund zu bleiben bzw. sich gesund zu entwickeln. Bei den meisten Untersuchungen, die sich mit den Zusammenhängen von Bewegung und ausgewählten Gesundheitsparametern (z. B. kardiovaskulären Risikofaktoren, Knochengesundheit, Adipositas, psychosozialen Faktoren) beschäftigen, handelt es sich um Querschnittsanalysen. Daher müssen die in der Regel postulierten 60 Minuten an moderater Aktivität immer kritisch hinterfragt werden, da der in den meisten Bewegungsempfehlungen vorgenommene Zusatz „je mehr desto besser" gerne überlesen wird. In der Entstehung der nationalen Bewegungsempfehlungen wurden bereits diese Punkte aufgegriffen und für die verschiedenen Altersgruppen angepasst (s. Tab. 1). Auch die WHO stellte aktuell auf Basis systematischer Reviews Empfehlungen für Kinder bis zum 5. Lebensjahr zusammen (Willumsen/Bull 2020). Bis zum ersten Lebensjahr wird analog zu den deutschen Empfehlungen zu so viel Bewegung wie möglich geraten und null Minuten an Fernsehzeit gefordert. Bis zum 5. Lebensjahr werden 180 min an Bewegungszeit und nicht mehr als 60 min an vermeidbarer Sitzzeit, insbesondere Medienkonsum empfohlen. Ab dem 5. Lebensjahr gelten die genannten 60 min zumindest moderate Aktivität.

4 Status quo vor der Pandemie

Auf Basis der KiGGS Welle 2 zeigte sich, dass in Deutschland lediglich 22,4 % der Mädchen und 29,4 % der Jungen im Alter von 3 bis 17 Jahren die von der WHO geforderten 60 Minuten körperlich zumindest mäßig intensiv pro Tag aktiv sind (Finger et al. 2018). Das Erreichen dieser Bewegungsempfehlung nimmt bei Mädchen und Jungen mit steigendem Lebensalter kontinuierlich ab. Dabei scheinen Mädchen der Altersgruppe 3 bis 10 Jahre im Vergleich zur KiGGS Welle 1 die WHO-Empfehlung noch seltener zu erreichen. Besonders betroffen sind außerdem Kinder und Jugendliche aus Familien mit einem niedrigen sozioökonomischen Status. Auch weltweit zeichnet sich ein entsprechender Trend ab. So analysierten

Tab. 1: Empfehlungen zu Bewegung, Medienkonsum (mod. nach Graf et al. 2017; Graf et al. 2014)

Bewegung in verschiedenen Altersgruppen

Säuglinge und Kleinkinder
Säuglinge und Kleinkinder sollten so wenig wie möglich in ihrem natürlichen Bewegungsdrang gehindert werden und sich so viel wie möglich bewegen; auf sichere Umgebungsbedingungen ist zu achten.

Kindergartenkinder (4 bis 6 Jahre)
Für Kindergartenkinder soll eine angeleitete und nichtangeleitete Bewegungszeit von 180 min/Tag und mehr erreicht werden.

Grundschulkinder (6 bis 11 Jahre)
Für Kinder ab dem Grundschulalter soll eine tägliche Bewegungszeit von 90 min und mehr mit moderater[a] bis intensiver[b] Intensität erreicht werden. 60 min davon können durch Alltagsaktivitäten, z. B. Schulweg, jedoch mindestens 12.000 Schritte/Tag absolviert werden.

Jugendliche (12 bis 18 Jahre)
Für Jugendliche soll eine tägliche Bewegungszeit von 90 min und mehr mit moderater bis intensiver Intensität erreicht werden. 60 min davon können durch Alltagsaktivitäten, z. B. mindestens 12.000 Schritte/Tag absolviert werden.

Spezifische Aspekte
Besonderheiten, aber auch Neigungen, Bedürfnisse und mögliche Barrieren der jeweiligen Zielgruppe, z. B. Alter, Geschlecht, soziokulturelle Faktoren, sollen berücksichtigt werden. Allgemein soll eine Förderung der motorischen Leistungsfähigkeit alters- und geschlechtsangepasst durchgeführt werden.
Ab dem Grundschulalter soll zur Verbesserung von Kraft und Ausdauer an zwei bis drei Tagen pro Woche eine intensive Beanspruchung der großen Muskelgruppen erfolgen, jeweils unter Berücksichtigung des individuellen Entwicklungsstandes.
„Bewegungsarme" Kinder und Jugendliche sollten schrittweise an das Ziel herangeführt werden, z. B. durch zunächst 30 min Bewegung an ein bis zwei Tagen pro Woche, anschließend werden der zeitliche Umfang, dann die Intensität gesteigert.

Sitzende Tätigkeiten in der Freizeit/Bildschirmmedien
Vermeidbare Sitzzeiten sollten auf ein Minimum reduziert werden. Neben (motorisiertem) Transport, z. B. in Babyschale oder Kindersitz, oder unnötig im Haus verbrachten Zeiten, betrifft dies insbesondere die Reduktion des Bildschirmmedienkonsums auf ein Minimum:
– Säuglinge und Kleinkinder: 0 min
– Kindergartenkinder: möglichst wenig, maximal 30 min/Tag
– Grundschulkinder: möglichst wenig, maximal 60 min/Tag
– Jugendliche: möglichst wenig, max. 120 min/Tag

[a] Moderate Intensität entspricht einer leichten Steigerung der Herzfrequenz bzw. etwas angeregterer Atmung (s. a. http://www.cdc.gov/physicalactivity/basics/children. Zugriff am 8. Oktober 2021).
[b] Intensive Intensität entspricht einer deutlichen Steigerung der Herzfrequenz bzw. erheblich angeregteren Atmung (http://www.cdc.gov/physicalactivity/basics/children. Zugriff am 8. Oktober 2021).

Guthold et al. (2020) im Auftrag der WHO in 146 Ländern knapp 300 Surveys, die in Schulen eingesetzt wurden. Auf diese Weise integrierten die Autoren 1,6 Millionen Schüler:innen zwischen 11 und 17 Jahren, von denen nur 19 % die Bewegungsempfehlungen erreichten. Mädchen waren eher inaktiv (84,7 %) als Jungen (77,6 %). Kritisch muss man allerdings anmerken, dass in den meisten der eingesetzten Surveys, auch im Rahmen der KiGGS Studie, nach der Anzahl an Tagen in der Woche gefragt wird, in denen man mindestens 60 Minuten aktiv ist. Das bedeutet, dass die wirklichen Bewegungsumfänge gar nicht genau bekannt sind.

5 Bewegungsverhalten im Kontext der COVID-19-Pandemie

Insgesamt liegen wenig verlässliche Daten zu den Änderungen des Bewegungsverhaltens national und international vor. Im Erwachsenenalter zeigte eine US-amerikanische Studie anhand von Pedometer-Daten einen Rückgang der täglichen Schrittzahl um fast 50 % im März und April 2020 (COVID-19 Pulse[2]), eine internationale Analyse der Schritte-App von mehr als 455.404 Handynutzern aus 187 Ländern kam im Zeitraum zwischen März und Juni 2020 zu einer Senkung um etwa 30 % (Tison et al. 2020). Für Kinder gibt es keine vergleichbare Untersuchung. Allerdings wurde der Fragebogen des Motorik-Moduls nach der 3. Welle mit Beginn 2018 auch in den Zeiträumen April/Mai 2020 und Januar/Februar 2021 eingesetzt. Dabei zeigte sich ein sehr heterogenes Bild in Abhängigkeit des jeweiligen Settings. Infolge der Schließungen kam es bei sportlichen Aktivitäten in beiden Lockdownphasen zu deutlichen Rückgängen. Die Umfänge an Alltagsaktivitäten nahmen dagegen im ersten Lockdown jeweils verglichen zu vor der Pandemie erheblich zu (ca. plus 40 min), im zweiten Lockdown dagegen deutlich ab (ca. minus 45 min; Schmidt et al., 2021). Sicherlich muss dies auch in Zusammenhang mit den schönen Frühlingsmonaten im ersten Lockdown und der eher dunklen und kühlen Herbst- und Winterzeit in der zweiten Schließung bewertet werden. Zu jedem Zeitpunkt aber zeigte sich ein Anstieg des Medienkonsums in der Freizeit (ca. plus 60 bzw. plus 90 min/Tag). Bei der Gewichtsentwicklung wird deutlich, dass Risikogruppen eher betroffen waren. So gaben 26,6 % der normalgewichtigen Kinder und Jugendlichen eine Gewichtszunahme im zweiten Lockdown an; bei den Übergewichtigen und Adipösen lag dies bei 69,4 %. Die Au-

---

2 COVID-19 Pulse – http://web.archive.org/web/20200417084115/https://evidation.com/news/covid-19-pulse-first-data-evidation. Zugriff am 8. Oktober 2021.

torinnen und Autoren postulierten insgesamt eine mögliche Zunahme an motorischen Defiziten, psychosozialen Belastungen und gesundheitlichen Beeinträchtigungen. Hierzu gibt es aber bislang kaum „harte" Daten.

In einer eigenen Analyse unabhängiger Daten aus sozial benachteiligten Stadtteilen verglichen wir die Gewichtsentwicklung und die motorische Leistungsfähigkeit (Standweitsprung und Seitliches Hin- und Herspringen) von 217 Grundschulkindern, erhoben im Juni 2020, mit Daten von 271 Kindern aus den gleichen/vergleichbaren Quartieren, erhoben 2015 (Wessely et al. in Vorbereitung). Dabei zeigte sich ein Anstieg der Prävalenz an Übergewicht von 11,1 auf 15,9 % und an Adipositas von 10,3 auf 13,0 %. Während der Standweitsprung sich im Vergleich um 6,3 cm verschlechterte, war beim seitlichen Hin- und Herspringen ein Anstieg um 3,6 Sprünge zu verzeichnen. Möglicherweise zeigt sich hier, dass eine Steigerung der Alltagsaktivitäten dem Rückgang der motorischen Leistungsfähigkeit zumindest teilweise entgegenwirken kann. Die Minderung der Sprungkraft beim Standweitsprung mag auch mit dem höheren Gewicht zusammenhängen.

Inwiefern sich dies im weiteren Verlauf der Pandemie entwickelt, bleibt abzuwarten. Die meisten vergleichbaren Untersuchungen wurden online durchgeführt. So befragten Koletzko et al. (2020) im September 2020 eine repräsentative Stichprobe (ca. 1.000 Familien) zu Ernährungsgewohnheiten und Gesundheitsthemen. Dabei wurden Eltern zu den durch die Pandemie verursachten Veränderungen während der vorangegangenen 6 Monate befragt. 9 % der Befragten gaben an, dass während der Pandemie das Körpergewicht ihrer Kinder gestiegen war; in Familien mit einer geringeren Schulbildung lag dies bei 23 %. Diese Entwicklung wurde v. a. bei Schulkindern und kaum im Vorschulalter beobachtet. Eine Reduktion der körperlichen Aktivität wurde für 38 % aller Kinder und für fast 60 % der Kinder im Alter von 10 Jahren und älter angegeben. Allerdings wurde keine Differenzierung der verschiedenen Bewegungsformen vorgenommen. Zu vergleichbaren Ergebnissen kamen Xiang et al. (2020). Sie befragten 2.427 chinesische Kinder und Jugendliche im Alter zwischen 6 und 17 Jahren im Januar 2020 und wiederholt im März 2020. Insgesamt verringerte sich die Bewegungszeit von 540 min/Woche (vor der Pandemie) auf 105 min/Woche (während der Pandemie); die Prävalenz körperlich inaktiver Schüler stieg von 21,3 % auf 65,6 %. Der Medienkonsum in der Freizeit stieg von 170 auf 450 min/Woche. Auch Xiang et al. (2020) forderten infolge der möglichen negativen Folgen kurzfristige Interventionen, um dieser Entwicklung bereits während der Pandemie vorzubeugen, v. a. aber langfristige Gegenmaßnahmen, um den sich noch zeigenden Folgen entgegenzuwirken.

6 Diskussion und Fazit

Zusammenfassend zeigt sich also ein sehr heterogenes Bild. Bereits vor der Pandemie bewegten sich Kinder und Jugendliche zu wenig, die organisierte sportliche Aktivität betreffend. Dies hat sich definitiv verschlechtert, ebenso wie die selbstorganisierte Bewegung im zweiten Lockdown sowie die übermäßige Nutzung audiovisueller Medien. Welche nachhaltigen Folgen dies aber hat, bleibt abzuwarten. Sicherlich ist die Förderung von Bewegung und die Reduktion vermeidbarerer Sitz- und insbesondere Medienzeiten bereits während der Pandemie vonnöten. Unter Berücksichtigung der positiven mentalen Effekte von körperlicher Aktivität ist dies sicherlich noch bedeutender. Bevor allerdings eine Herdenimmunität erreicht ist, sind Forderungen nach Öffnungen von Vereinen und Fitnessstudios u. v. m. aber stets in einem Gesamtkonzept zu sehen. Denn mehr Kontakte bedeutet unweigerlich auch mehr Infektionen und damit mehr fatale Fälle. Aktuell kann daher nur zu einer entsprechenden Beratung von Kindern und Eltern, Akteurinnen und Akteuren in Brennpunkten geraten werden sowie zu in ein Gesamtkonzept eingebetteten Vorgehensweisen mit Reihentestungen und adäquaten Hygienemaßnahmen. Nichts desto trotz muss darüber hinaus an Strategien gearbeitet werden, wie dem zunehmenden Bewegungsmangel im Kindes- und Jugendalter, insbesondere mit dem Fokus sozial benachteiligter Familien nachhaltig entgegengewirkt werden kann. Dazu zählt insbesondere die Gestaltung von Lebenswelten und Bewegungsräumen mit Parkanlagen, Grünflächen, Spielplätzen etc. im Sinne einer gesteigerten *Moveability* – das ist aber letztlich keine Frage der COVID-19-Pandemie, sondern eine dauerhafte gesamtgesellschaftliche Aufgabe.

Literatur

Butte NF, Watson KB, Ridley K et al (2018) A Youth Compendium of Physical Activities: Activity Codes and Metabolic Intensities. Medicine & Science in Sports & Exercise 50.2: 246–256. https://doi.org/10.1249/mss.0000000000001430.
Caspersen CJ, Powell KE, Christenson GM (1985) Physical activity, exercise, and physical fitness: definitions and distinctions for health-related research. Public Health Reports 100.2: 126–131.
Finger JD, Varnaccia G, Borrmann A, Lange C, Mensink GBM. (2018) Körperliche Aktivität von Kindern und Jugendlichen in Deutschland – Querschnittergebnisse aus KiGGS Welle 2 und Trends. Journal of Health Monitoring 3.1: 24–31. https://edoc.rki.de/handle/176904/3032#.
Graf C, Beneke R, Bloch W et al (2014) Recommendations for promoting physical activity for children and adolescents in Germany. A consensus statement. Obesity Facts 7.3: 178–190. https://doi.org/10.1159/000362485.

Graf C, Ferrari N, Beneke R. et al (2017) Empfehlungen für körperliche Aktivität und Inaktivität von Kindern und Jugendlichen – Methodisches Vorgehen, Datenbasis und Begründung. Gesundheitswesen 79.1: 11–19.

Guthold R, Stevens GA, Riley LM, Bull FC (2020) Global trends in insufficient physical activity among adolescents: a pooled analysis of 298 population-based surveys with 1·6 million participants. The Lancet Child & Adolescent Health. 4.1: 23–35. https://doi.org/10.1016/S2352-4642(19)30323-2.

Koletzko B, Holzapfel C, Schneider U, Hauner H (2021) Lifestyle and Body Weight Consequences of the COVID-19 Pandemic in Children: Increasing Disparity. Annals of Nutrition and Metabolism. 77.1: 1–3. https://doi.org/10.1159/000514186.

Rachele JN, McPhail SM, Washington TL, Cuddihy TF (2012) Practical physical activity measurement in youth: a review of contemporary approaches. World Journal of Pediatrics 8.3: 207–216. https://doi.org/10.1007/s12519-012-0359-z.

Schmidt SCE, Burchartz A, Kolb S et al (2021) Zur Situation der körperlichsportlichen Aktivität von Kindern und Jugendlichen während der COVID-19 Pandemie in Deutschland: Die Motorik-Modul Studie (MoMo). KIT Scientific Working Papers 165.

Tison GH, Avram R, Kuhar P et al (2020) Worldwide Effect of COVID-19 on Physical Activity: A Descriptive Study. Annals of Internal Medicine 173.9: 767–770. https://doi.org/10.7326/m20-2665.

Vallance JK, Gardiner PA, Lynch BM et al (2018) Evaluating the Evidence on Sitting, Smoking, and Health: Is Sitting Really the New Smoking? American Journal of Public Health 108.11: 1478–1482. https://dx.doi.org/10.2105%2FAJPH.2018.304649

Wessely S, Ferrari N, Friesen D, Grauduszus M, Klaudius M, Joisten C. Changes in children's body weight and motor skills during the COVID-19 pandemic (in Vorbereitung).

Willumsen J, Bull F (2020) Development of WHO Guidelines on Physical Activity, Sedentary Behavior, and Sleep for Children Less Than 5 Years of Age. Journal of Physical Activity and Health 17.1: 96–100. https://doi.org/10.1123/jpah.2019-0457.

World Health Organization (2017) Draft WHO Global Action Plan on Physical Activity 2018–2030. WHO, Geneva, 1–36. (WHO Discussion Paper – Not to be cited or disseminated), https://www.who.int/ncds/governance/gappa_version_4August2017.pdf. Zugriff am 30. August 2019.

World Health Organization (2013) Global Action Plan for the Prevention and Control of Noncommunicable Diseases 2013–2020. WHO, Geneva. https://www.who.int/nmh/events/ncd_action_plan/en/. Zugriff am 30. August 2019

Xiang M, Zhang Z, Kuwahara K (2020) "Impact of COVID-19 pandemic on children and adolescents' lifestyle behavior larger than expected". Progress in Cardiovascular Diseases 63.4: 531–532. https://dx.doi.org/10.1016%2Fj.pcad.2020.04.013.

Birgit Mewes

Möglichkeiten und Grenzen von Erziehungsberatung in der Pandemie. Junge Familien zwischen Resilienz und Resignation

Bei meiner Arbeit in einer Beratungsstelle des Jugendamtes und ausgebildet als systemisch analytische Familien- Kinder- und Jugendlichentherapeutin ist es mir sehr wichtig, insbesondere auch die Perspektive der Kinder der zu beratenden Familien bzw. Eltern einzunehmen. Um die jeweilige Fragestellung aus jedem Blickwinkel des Familiensystems verstehen zu können, lerne ich in der Regel alle Mitglieder, vor allem auch die meist betroffenen Kinder gerne persönlich kennen. Die Pandemie und die daraus resultierenden Lockdowns und veränderten Beratungsbedingungen haben diese Möglichkeiten massiv eingeschränkt, da über lange Zeiträume oft nur telefonische oder virtuelle Beratungen möglich waren. Die im Folgenden beschriebenen Fallsequenzen sind daher sicher stellvertretend für sehr viele betroffenen Kinder, die nicht die Chance hatten, gesehen und gehört zu werden und deren Sorgen und Ängsten ich hier einen Raum geben möchte.

1 Fallbeispiele

Seit einem Jahr herrscht Ausnahmezustand, weltweit hat die Pandemie das Leben der Menschen fest im Griff. Wir alle sind den sich immer wieder ändernden Schutzmaßnahmen, Hygiene- und Abstandsregeln und Kontaktbeschränkungen ausgesetzt.

Dass diese rigiden Einschnitte und Veränderungen unseres vertrauten Lebens, unserer Gewohnheiten und Strukturen auf Dauer nicht nur die Verbreitung des Virus beeinflussen würden, sondern eben leider auch unsere psychische und physische Verfassung und die unserer Kinder verändern würden, ist seit Monaten immer stärker zu beobachten:

> Die **vierjährige Lilli** lebt bei ihrer Mutter, sie hat ihren Papa seit vielen Wochen nicht gesehen, er ist neu verheiratet und hat ein neues Baby. Mama sagt, dass sie Angst hat, Lilli könne sich anstecken, denn das wäre sehr schlimm, weil sie Asthma hat. Sie ist unglücklich, nässt wieder ein und fühlt sich ganz schrecklich, wenn sie daran denkt, ihr Papa könne sie über das neue Baby ganz vergessen.

∂ Open Access. © 2022 Birgit Mewes [CC BY-NC-ND] Dieses Werk ist lizenziert unter der Creative Commons Attribution-NonCommercial-NoDeritatives 4.0 Lizenz.
https://doi.org/10.1515/9783110760361-010

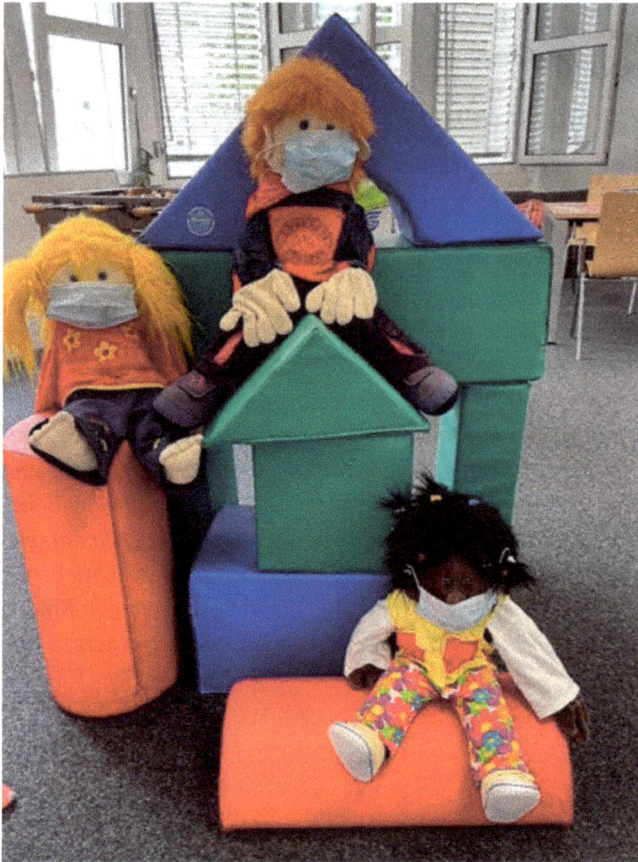

Abb. 1: Beratungsstelle im Jugendamt. Quelle: Birgit Mewes

Die Mutter der **dreijährigen Mia** ist immer traurig und weint viel, sie vergisst manchmal aufzustehen und ihr etwas zu essen zu machen. Aber sie stellt ihr oft den Fernseher an. Manchmal spricht sie mit einer Frau und sagt ihr, dass ihr alles zu viel wird und sie nicht mehr kann. Was wird dann aus ihr? Manchmal ist Mia ganz schlecht und sie hat schlimme Bauchschmerzen, sie zupft manchmal ganz feste ein paar Haare raus, dann merkt sie die Bauchschmerzen nicht so stark.

Als Familien-, Kinder- und Jugendlichentherapeutin der Jugend- und Elternberatung des Jugendamtes der Stadt Düsseldorf erfolgt die Arbeit im direkten, telefonischen und digitalen Beratungskontakt mit den unterschiedlichsten Düsseldorfer Familien und Kindern. Die Schwerpunkte, die Familien- Kinder- und Jugendlichentherapie, die entwicklungspsychologische Beratung von Familien mit

Säuglingen und Kleinkindern und die Kooperationsarbeit mit dem Kinderhilfe-zentrum Düsseldorf und seinen Wohn- und Schutzgruppen haben sich seit März 2020 deutlich verändert und sich den jeweiligen Vorgaben anpassen müssen, die sich nicht mehr nur an dem eigentlichen Bedarf der Familien orientieren, son-dern mehr auf den Schutz vor Corona-Infektionen abzielen.

Seither sind durch die vorgegebenen Schutzmaßnahmen die Präsenztermine deutlich begrenzt, alle Gruppenangebote bis auf weiteres abgesagt und vor allem die Möglichkeiten des diagnostischen und therapeutischen Arbeitens mit Kindern zwischen 6 und 10 Jahren sehr eingeschränkt. Im Lockdown selbst sind Präsenz-termine nur noch in akuten Krisen erlaubt oder aber in Form von „Spaziergangbe-ratung". Zwei Drittel meiner Gespräche führe ich in Form von Videoberatungen, bei denen man oft alle Mitglieder des Familiensystems kennen lernt und manch-mal auch Einblicke in die Wohnsituation erhält.

Viele in den Beratungsanfragen benannte Themen und Fragestellungen ha-ben sich im Kontext der Pandemie verändert, und nach einer leichten Beruhigung durch schönes Wetter und sinkende Inzidenzwerte sind die Fallanfragen seit No-vember 2020 wieder deutlich angestiegen und von mehr emotionaler und prakti-scher Not geprägt. Im Wesentlichen geht es um folgende Themen:

- Umgangsregelungen unter Berücksichtigung von Kontaktbeschränkungen
- Kinderbetreuung wegen geschlossener Schulen und Kitas bzw. wegfallender Betreuungspersonen wie z. B. Großeltern
- Probleme mit Home-Schooling (technische Ausstattung, gleichzeitiges Home-Office, beengter Wohnraum etc.)
- Einsamkeit aufgrund fehlender Kontakte
- Probleme mit der veränderten Alltagsstruktur
- Überforderung durch die Betreuung der Kinder
- Paarkonflikte und Trennungen
- Finanzielle und existentielle Fragen

Sehr oft verbirgt sich hinter dem bei der Anmeldung benannten Anliegen ein schwerwiegenderes Thema, was erst in einer vertrauteren Atmosphäre nach ei-nem längeren Gespräch genannt wird. Da Kinder sehr häufig Symptomträger der verdeckten Probleme in der Familie sind, ist es nicht so selten, dass ein ge-meldetes auffälliges Verhalten eines Kindes die Reaktion auf einen seit langem bestehenden Elternkonflikt oder eine psychische Erkrankung eines Elternteils ist.

Das Ausmaß der in diesem Jahr gewachsenen Nöte, Ängste und Anliegen und die insbesondere seit dem zweiten Lockdown angemeldeten Anfragen über be-sorgniserregendes Verhalten von Kindern und Jugendlichen machen deutlich: Die Folgen der Pandemie betreffen nicht nur die Erwachsenen und die stark gefährdeten alten Menschen, sondern in der Folgewirkung auch und in sehr vielfältiger Weise unsere Kinder.

In der Einrichtung beträgt der Anteil der Beratungen von Familien mit Säuglingen und Kleinkindern etwa 15 %, oft gibt es Geschwisterkinder und es geht in den Anfragen um Eifersucht, verstärkte Trotzphasen oder Eingewöhnungsschwierigkeiten in der Kita.

In der Pandemie ist das meist gut geplante Betreuungskonzept von Eltern immer wieder neu gestört und oft muss ein Problem dann sehr kurzfristig gelöst werden. Als dem Jugendamt angegliederte Beratungsstelle wird die Einrichtung oft auch in solchen Notlagen angefragt. Selten ist es so, dass der Einfluss von Corona im Beratungsanliegen so unmittelbar ist wie bei Henri:

> **Der Dreijährige** hat fünfjährige Zwillingsschwestern, seine Mutter ist alleinerziehend und Ärztin. Sein Vater hat Depressionen und ist schon länger in einer Klinik. Als seine Mutter im Herbst positiv getestet wird, müssen sie alle in Quarantäne und Nachbarn versorgen sie mit Einkäufen. Als Henris Mutter und die beiden großen Schwestern erste Symptome bekommen, gibt es in Absprache mit mir eine Notfallplanung, den kleinen Henri in Obhut zu nehmen und vorübergehend in einer Bereitschaftspflege unterzubringen, wenn eine Versorgung zu Hause nicht mehr möglich ist. Tatsächlich bin ich sehr froh, als die Mutter nach drei sehr schwierigen Tagen langsam wieder die Betreuung der Kinder übernehmen kann, denn auch eine Pflegefamilie oder Wohngruppe wäre von einer Quarantäne betroffen gewesen, so dass eine Unterbringung von Henri eine große Herausforderung geworden wäre.

Dass das Wohlbefinden von Kindern ganz wesentlich von der familiären Situation und der Stimmung innerhalb der Familie abhängt, wird besonders in der Zeit der Pandemie bedeutsam. Mehr denn je sind nun wieder die Eltern in der Verantwortung, die Entwicklung ihrer Kinder zu fördern, ihre Gesundheit und ihr Wohlbefinden zu schützen und ihnen Sicherheit und Geborgenheit zu geben. Es ist wichtig, dass Eltern in dieser Zeit auch gut für sich selbst sorgen. Denn nur, wenn sie die nötige Ruhe und Gelassenheit ausstrahlen, fühlen sich auch Kinder sicher und geborgen. Kinder sind sehr vom Befinden ihrer Eltern abhängig, sie selbst haben keinen Möglichkeiten, die Situation zu verändern. Daher brauchen sie die Zuversicht ihrer Eltern.

Insbesondere in den Zeiten des Lockdowns und den intensiven Kontaktbeschränkungen hat die Isolation der Kinder von ihren Spielkameraden, ihren Kita- und Freizeitfreunden und den Verwandten Auswirkungen auf deren Entwicklung und Wohlbefinden. Durch die Coronamaßnahmen sind viele Familien stark auf sich selbst zurückgeworfen. Das Fehlen der vertrauten Bezugspersonen führt auch bei Kindern zu Gefühlen von Einsamkeit und Leere. Gerade für Einzelkinder oder/und Kinder von Alleinerziehenden kann die empfundene Isolation unter Umständen schwerwiegendere Entwicklungsveränderungen zur Folge haben.

Die Eltern des jetzt **anderthalbjährigen Finn** trennten sich vor der Geburt des Kindes und die Eltern erhielten bei mir eine Beratung zur Umgangsregelung. Da Finn gestillt wurde und seine Mutter sehr verletzt war, dass der Vater sie im Stich gelassen hatte, sollte er Finn nur in ihrer Anwesenheit besuchen dürfen. Eine erste Regelung für 4 Wochen war gerade gefunden als es zum Lockdown kam. Henris Mutter setzte sofort die Umgangskontakte aus, da der Vater eine neue Partnerin mit Kind hatte und sie damit die Sorge vor einer evtl. Infektion begründete. Es war nicht möglich, eine außergerichtliche Einigung zu finden und so wurden begleitete Besuchskontakte angeordnet, die pandemiebedingt nur beim Kinderschutzbund Düsseldorf durchgeführt werden konnten. Die symbiotische Beziehung zwischen Henri und seiner Mutter und das nahezu völlige Fehlen jeglicher Außenkontakte machen es Henri auch nach über 15 Terminen noch immer nicht möglich, sich von seiner Mutter zu trennen. Die Kollegin, die diese Umgänge begleitet, rechnet damit, dass unbegleitete Besuchskontakte wohl erst in einigen Monaten möglich sein werden, zumal im Lockdown einige Termine über Video durchgeführt werden mussten.

Durch die Pandemie sind viele Rituale, Rhythmen, Regeln, Strukturen verändert, vertraute Abläufe sind durcheinander, darauf reagieren große und kleine Menschen mit psychischen und physischen Symptomen. Eine für Kinder nicht einschätzbare Situation verunsichert sie und führt zu Stress und Unruhe. Oft sind sie mit Gefühlen von Traurigkeit, Leere, Lustlosigkeit, Langeweile und Angst konfrontiert. Manche Kinder missverstehen Zusammenhänge und erleben die Kontaktbeschränkungen unter Umständen auch als eine Form von Strafe oder als selbstverschuldet.

Weil darüber hinaus aber auch viele andere Angebote für werdende und junge Mütter und deren Kinder (u. a. Geburtsvorbereitung, Rückbildungsgymnastik, Stillgruppen, Krabbelgruppen), als auch Fördermaßnahmen wie Ergotherapie, Babyturnen, Logopädie ausfallen bzw. nur sehr begrenzt oder online angeboten werden, muss man von einer stärkeren Unsicherheit, unzureichender Information aber vor allem einer großen Isolation ausgehen, die ganz sicher auch dazu führt, dass Verhalten, Reaktionen und Signale der Kinder nicht immer richtig eingeordnet werden und eine adäquate Reaktion erfolgt. Wir wissen, dass auch Kinderarzt- und Zahnarztbesuche sowie Vorsorgeuntersuchungen aus Angst vor Ansteckung oder aus Überforderung so manches Mal nicht wahrgenommen werden. Die daraus resultierenden Folgen sind hier noch gar nicht absehbar.

Amin (4 Jahre) ist schon viele Wochen nicht mehr in der Kita gewesen, seine Mutter und die vier älteren Geschwister sind fast nur in der Wohnung und keiner hat wirklich Zeit für ihn. Er hat Angst, dass das Virus alle krank macht und er vielleicht seine Freunde nicht mehr wieder sieht. Zu Hause spricht er nur türkisch, was ist, wenn er sein ganzes Deutsch verlernt und ihn irgendwann in der Kita keiner mehr versteht?

Während es für die Eltern herausfordernd ist, die Kinder immer wieder bei Notdiensten und eingeschränktem Regelbetrieb bzw. Notdienst zu betreuen, ist es für die Kinder frustrierend und folgenschwer, wenn immer wieder über längere Zeiträume die festen Strukturen, Kontakte und Aktivitäten der Kita fehlen. Eltern und Erzieher:innen stellen fest, dass bereits erworbene Fähigkeiten in Sprache, Motorik und Sozialverhalten wieder verlorengehen, bzw. die Förderung bestehender Defizite nicht in ausreichendem Maß gewährleistet werden kann. Vor allem Kitakinder, die im Sommer in die Grundschule wechseln, werden es nicht leicht haben, die pandemiebedingten Defizite ohne weiterreichende Unterstützungsangebote aufzuholen, um einen guten Übergang zu schaffen. Auch Singen, Basteln, Malen und das gemeinsame Spiel setzen regelmäßiges „trainieren" voraus, sonst werden diese gerade erst erworbenen Fähigkeiten schnell wieder verlernt.

Durch die Begehungsverbote ist das tägliche kurze Gespräch zwischen Eltern und Erzieher:innen weggefallen und damit möglicherweise auch das schnelle Intervenieren bei Auffälligkeiten.

Die gemeinsame Zeit mit Gleichaltrigen fördert nicht nur die sozialen Fähigkeiten, sie bietet auch Lernen auf Augenhöhe. Nicht nur angeleitetes Spiel, sondern kreatives Miteinander, Toben, Raufen und Spaß haben auf einem gemeinsamen Level ermöglicht Kindern, sich selbst und ihre Fähigkeiten zu erfahren und ihre Selbstwirksamkeit zu erleben. Die Möglichkeit, in einer altersgemischten Kitagruppe unterschiedliche Positionen einzunehmen, und mal Jüngeren etwas zu zeigen und dann wieder von Älteren ins Spiel mit einbezogen zu werden, schafft eine gute Ausgewogenheit, macht Kinder selbstbewusst, aber auch sozial kompetent.

Dagegen erleben sich Einzelkinder im überwiegenden Zusammensein mit ihren Bezugspersonen immer als diejenigen, die etwas vermittelt, gezeigt oder ermöglicht bekommen, wodurch sie einerseits sicher gute Möglichkeiten für sichere enge Bindung erfahren, sich aber andererseits oft sehr schlecht ablösen können und sich als wenig selbstbewusst und kompetent erleben.

Gerade in Familien, wo es schon vor der Pandemie viele Konflikte und Probleme gab, zeigt sich, dass die Kinder mit Veränderungen deutlich schlechter zurechtkommen. In Zeiten von Corona werden Probleme besonders signifikant, wenn herausfordernde Lebensverhältnisse, belastete Eltern und „anspruchsvolle" Kinder aufeinander treffen:

Gina (2 Jahre) und Tayler (4) sind mit ihrem großen Bruder Jason (9) nun schon viele Wochen zu Hause. Ihre Mama lernt tagsüber mit Jason für die Schule, das ist sehr anstrengend für Mama, weil Jason sich ohne Tabletten gar nicht konzentrieren kann. Nachmittags muss sie kochen und putzen und hat auch keine Zeit zum Spielen und abends putzt sie die Büros einer großen Firma. Ihr Papa hat sonst in einer Gaststätte gearbeitet und ist nun auch sehr viel zu Hause. Wenn das Wetter schön ist, unternimmt er manchmal was mit ihnen, aber er will auch viel seine Ruhe haben, wenn er auf der Couch fernsieht. Er trinkt immer gerne Bier und will nicht gestört werden. Er schreit sie oft an, dass sie leiser sein sollen, und manchmal, wenn Mama nicht da ist, wird er so böse, dass sie richtig Angst vor ihm haben. Als Jason ihm mal gesagt hat, er soll nicht so schreien, hat er ihn heftig geschüttelt und ihm eine Ohrfeige gegeben.

Während des ersten Lockdowns haben viele Familien die Umstellung auf den ungewohnten Alltag zunächst sehr engagiert angenommen und sich den vielfältigen Herausforderungen mit Kreativität und großem Einsatz gestellt. Damals empfanden es einige Familien entlastend, nicht mehr die zahllosen Freizeittermine organisieren zu müssen, sondern mehr gemeinsame Zeit mit ihren Kindern verbringen zu können, und auch diese fanden es toll, mehr Zeit mit den ansonsten oft sehr beschäftigten Eltern zu verbringen. Die politischen Reglementierungen wurden vielfach als vernünftig und wirksam akzeptiert und die sinkenden Infektionszahlen bestätigten die Wirksamkeit der ertragenen Einschränkungen, während ein über Monate andauerndes schönes Wetter viele Möglichkeiten bot, seine freie Zeit in der näheren Umgebung zu verbringen.

Seit Beginn der Pandemie gibt es Befürchtungen einer Zunahme von häuslicher Gewalt, Missbrauch und Vernachlässigung insbesondere bei den belasteten Familien. Wichtige Orte, wo Misshandlungsspuren auffallen und von denen vielfach auch die Gefährdungsmeldungen ausgehen (Kitas, Schulen, Sportvereine etc.) wurden geschlossen und man geht von einer hohen Dunkelziffer aus, auch wenn die Zahlen das anfangs nicht widerspiegelten (siehe den Beitrag von Dominik Wulf in diesem Buch zum anfänglichen Rückgang von Gefährdungsmeldungen an das Jugendamt).

Die **einjährige Lotta** musste Anfang Februar mit ihrer schwangeren Mama notfallmäßig zu deren Schwester ziehen, nachdem der Vater beide in einem heftigen Streit nachts vor die Tür gesetzt hatte. Ihre Mutter wurde einige Tage später schwer krank und bekam Blutungen und ein Krankenwagen brachte sie spät abends in ein Krankenhaus. Sie hat das alles miterlebt und durfte wegen des Besuchsverbotes 7 Wochen lang ihre Mutter nicht mehr sehen. In dieser Zeit forderte ihr Vater gerichtlich die Herausgabe von Lotta und ich hatte fast täglich Gespräche mit Lottas Mutter, in denen ich sie tröstete, informierte und Kontakte herstellte zum Bezirkssozialdienst, zur Beistandschaft, zum Krankenhaussozialdienst und zum Wohnungsamt. Außerdem sprach ich mit Lottas Vater, dessen Rechtsanwalt und mehrfach mit Lottas Tante, da das Kind massive Belastungssignale zeigte. Lotta, die vorher lebhaft und fröhlich war und bereits erste Worte sprach, war seit dem nächtlichen Notarzteinsatz verstummt, weinte oft, war unruhig und verweigerte häufig das Essen. Im Sommer beruhigte sich die Lage und endlich konnten Mutter und Lotta auch in eine eigene Wohnung ziehen. Im Laufe dieser Zeit ließen die massiven Ängste, nächtlichen Albträume und die Unruhe bei Lotta deutlich nach, sie nahm an

> Gewicht zu und begann wieder zu sprechen. Bei ihrer Mutter wollte sich keine wirkliche Freude auf das neue Baby einstellen, zumal der Vater die Vaterschaft bestritt und Lotta auch nur sporadisch für wenige Stunden sehen wollte. In der 35. Woche setzten erneut Blutungen ein, die Mutter kam wieder in die Klinik und Lotta zu ihrer Tante. Die kleine Ella wurde 3 Wochen zu früh, 2300g schwer, aber gesund geboren und konnte bereits 3 Tage nach der Geburt nach Hause entlassen werden. Lottas Mutter hatte durch die Hilfe der Klinik eine Hebamme, doch allein erziehend mit der wieder völlig verstörten Lotta und mit sehr ambivalenten Gefühlen für Ella verlor das Neugeborene an Gewicht und wurde immer apathischer, so dass die Hebamme eine erneute Einweisung von Mutter und Kind veranlasste. Dort hat die Mutter allerdings massiv die Aufnahme von Lotta eingefordert, sie könne nicht ständig das eine Kind wegen des anderen vernachlässigen. Zum großen Glück für Lotta wurde gegen die Bestimmungen entschieden und alle drei durften in ein Familienzimmer, bis es Ella besser ging. Auch wenn Ella noch immer auf Stress und Unruhe mit Gedeihstörungen reagiert und zu Koliken neigt, läuft es besser und seit Lotta einen Platz bei einer Tagesmutter hat, wächst die Bindung zwischen Mutter und Ella. Nur auf den Besuch der Tante reagiert Lotta mit Panik, mit ihr verbindet sie noch immer eine Trennung von Mama. Auch der Umgangskontakt mit dem Vater ist schwierig. Ich werde diese Familie sicherlich noch einige Zeit weiter begleiten.

In der Arbeit mit den unterschiedlichen Familien sind es besonders die Vielfalt und das weitreichende Ausmaß der Auswirkungen von Corona, die es nicht leicht machen, die Wirkfaktoren von Hilfen und Maßnahmen zu benennen. Sicher ist aber, dass folgende Faktoren enormen Einfluss auf gelingende Interventionen haben:
–   Beharrlichkeit im Hilfeersuchen
–   Engagement und Empathie bei den Fachkräften,
–   deren gute Erreichbarkeit,
–   eine gute Vernetzung der unterschiedlichen Fachstellen sowie
–   eine zeitnahe Unterstützung und Vermittlung

2 Möglichkeiten und Grenzen der Unterstützung durch die Jugend- und Elternberatung

Die deutlich limitierte Außenversorgung durch die stark reduzierten aufsuchenden Hilfen und die überwiegend wegfallenden Präsenzberatungen verbunden mit vermehrter finanzieller Not und dem mittlerweile sehr langen Zeitraum der Einschränkungen erhöhen für uns erkennbar bedrohlich den Stress in den Familien.

Die Möglichkeiten der Entlastung, Unterstützung und Hilfe erfordern viel persönliche Unterstützung, Zuwendung, Beratung und Einsatz. Außerdem bedarf es innovativer Konzepte und kreativer Ideen, die in den Familien unmittelbar entlasten.

Natürlich unterliegen auch wir Fachkräfte den begrenzenden Schutzkonzepten, wir sind ebenfalls von den Auswirkungen der Pandemie betroffen, haben Angst um unsere Gesundheit und die unserer Angehörigen, vermissen soziale Kontakte und versuchen unsere fachliche Arbeit seit nunmehr fast einem Jahr immer wieder neu den sich verändernden Erfordernissen anzupassen.

Die jahreszeitbedingte schlechte Witterung und die massiv eingeschränkten Freizeitgestaltungsmöglichkeiten verstärken die „saisonale Depression" deutlich und wir Berater:innen verzeichnen insbesondere bei Jugendlichen eine bedrückende Entwicklung von Antriebslosigkeit, Perspektivlosigkeit, Schulmüdigkeit bis hin zur Lebensunlust und suizidalen Gedanken.

Bei Eltern mit psychischen Erkrankungen verstärken sich Symptome und die Anbindung an niedergelassene Therapeut:innen bzw. freie Klinik- und Therapieplätze ist schwierig, es gibt teilweise Wartezeiten von mehreren Monaten.

Es ist ganz sicher wichtig und notwendig, schon jetzt Angebote zu entwickeln, die nach einer Lockerung die Krisenbewältigung von Eltern und Kindern in den Fokus nehmen. Hier ist aus meiner Sicht die Kooperation aller Beteiligten bereits im Vorfeld sinnvoll. Wir sollten z. B. bei der Planung von Gruppenangeboten für Kinder auch die Kitas, Schulen und Freizeiteinrichtungen mit einbeziehen und nicht nur auf die Förderung von Lerndefiziten, motorischen und sozialen Auffälligkeiten abzielen, sondern auch auf die psychische Bewältigung der z. T. traumatisierenden Erfahrungen vorbereitet sein, sowohl personell als auch mit guten Konzepten. Hierzu haben wir in der Beratungsstelle uns schon jetzt an die Planung und Vorbereitung von Angeboten begeben, die hoffentlich helfen werden, die zu erwartenden Probleme aufzufangen. Bei all diesen belastenden Themen sollten wir allerdings auch gut auf uns achten und den kollegialen Austausch zur Stärkung und Motivation nutzen.

Dominik Wulf

Kinderschutz im Lockdown? Das Childhood-Haus Düsseldorf – trotz Corona ein sicherer Ort!

Als Kinderarzt und Kinderschutzmediziner an der Klinik für Allgemeine Pädiatrie, Neonatologie und Kinderkardiologie der Heinrich-Heine-Universität Düsseldorf interessiere ich mich für die Auswirkungen der COVID-19-Pandemie im Hinblick auf den medizinischen Kinderschutz. Durch meine Arbeit im Childhood-Haus Düsseldorf versuche ich die Bearbeitung von Kindeswohlgefährdungen durch die Verlinkung von Medizin, Justiz und Polizei kindgerechter zu gestalten.

1 Kinderschutz im Lockdown

Die zur Eindämmung der Corona-Pandemie verhängten Maßnahmen (Lockdown) haben seit Mitte März 2020 teilweise zu erheblichen Einschränkungen auf Teile des Lebens- und Gesellschaftsbereichs von Kindern, Jugendlichen und Familien geführt. Um einen ersten empirischen Eindruck zu gewinnen, wie sich die Corona-Pandemie auf bestimmte Bereiche der kommunalen Kinder- und Jugendhilfe auswirkt, wurde vom Deutschen Jugendinstitut e. V. eine bundesweite Onlinebefragung bei allen 575 Jugendämtern durchgeführt, an der sich 371 Ämter beteiligt haben (Rücklaufquote 65 %). Der überwiegende Anteil der Jugendämter gab an, dass sich die Anzahl von Gefährdungsmeldungen und Inobhutnahmen im Erhebungszeitraum entweder nicht verändert habe (55 % und 66 %) oder sogar gesunken sei (25 % und 19 %). Aus ergänzenden Kommentaren geht hervor, dass diese Zahlen von den Jugendämtern unterschiedlich interpretiert wurden. Als einen Grund benennen Jugendämter eine Unterbrechung von Kommunikationswegen, etwa aufgrund der Schließung von Schulen und Kindertagesstätten (Kitas) (Mairhofer et al. 2020).

Im Jahr 2019 kamen ca. 15 % aller Gefährdungseinschätzungen nach § 8a (Schutzauftrag bei Kindeswohlgefährdung) Absatz 1 Sozialgesetzbuch (SGB), Achtes Buch (VIII) durch die Beobachtung und Meldung von Kindertageseinrichtungen und Schulen zustande, so dass davon auszugehen ist, dass ein erheblicher Anteil des Rückgangs von Gefahrenmeldungen an die Jugendämter durch die Schließung von Schulen und Kindertageseinrichtungen bedingt ist. Seit 2012 (Inkrafttreten des Bundeskinderschutzgesetzes) haben die Verfahren zur Einschätzung der Kindeswohlgefährdung in Deutschland kontinuierlich zugenom-

∂ Open Access. © 2022 Dominik Wulf [CC BY-NC-ND] Dieses Werk ist lizenziert unter der Creative Commons Attribution-NonCommercial-NoDerivatives 4.0 Lizenz.
https://doi.org/10.1515/9783110760361-011

men. So gingen 2019 insgesamt 173.029 Meldungen einer Kindeswohlgefährdung bei den Jugendämtern in Deutschland ein. Hiervon wurde in 55.527 Fällen eine Kindeswohlgefährdung (latent und akut) festgestellt. Erstmals überwiegte die Anzahl von akuten im Vergleich zu latenten Kindeswohlgefährdungen (Statistisches Bundesamt 2020). Für das Jahr 2020 steht die Veröffentlichung der Zahlen zur Kindeswohlgefährdung durch das statistische Bundesamt noch aus.

Für den medizinischen Kinderschutz konnte in einer Umfrage an allen deutschen Kinderkliniken und Kinderschutzambulanzen bezüglich der Fallzahlen gezeigt werden, dass die Anzahl von ambulanten und stationären Kinderschutzfällen im März und April 2020 im Vergleich zu 2019 um ca. 15 % (ambulant) bzw. 20 % (stationär) abgenommen hat (Heimann et al. 2021).

Dieser Rückgang von Gefährdungsmeldungen an Jugendämter einerseits und Kinderschutzfällen in Kinderkliniken andererseits ist besorgniserregend, denn das Risiko von Gewalt an Frauen und Kindern steigt deutlich an, wenn sich Frauen in Heimquarantäne befinden. So konnte eine repräsentative Online-Befragung von 3.800 Frauen in Deutschland zwischen dem 22. April – 8. Mai 2020 zeigen, dass die Häufigkeit von körperlicher Gewalt gegen Kinder bei 10,5 % lag, wenn sich die Mutter in Heimquarantäne befand. Bestanden keine Quarantänemaßnahmen, lag die Häufigkeit bei 5,5 % (Steinert und Ebert 2020).

Es ist davon auszugehen, dass Meldungen von Kindeswohlgefährdungen mit zunehmender Normalisierung des alltäglichen Lebens und dem Wegfall von Lockdown-Maßnahmen zunehmen werden, da Kommunikationswege wiederhergestellt sind und Kinder mehr Teilhabe am öffentlichen Leben haben. Die Kinderschutzgruppe der Universitätsklinik Düsseldorf hat bereits im ersten Quartal 2021 eine Verdoppelung der stationären Kinderschutzfälle im Rahmen einer nicht veröffentlichten internen Datenerhebung festgestellt.

2 Anhörungen im Childhood-Haus Düsseldorf

Das Childhood-Haus Düsseldorf (Abb. 1) ist eine Anlaufstelle für Kinder und Jugendliche, die Opfer von sexualisierter oder körperlicher Gewalt geworden sind und richtet sich insbesondere an die Kinder und Jugendlichen, bei denen ein Ermittlungsverfahren angestrebt wird oder bereits eingeleitet wurde. Wir wollen den Kindern in dieser Situation einen geschützten Raum bieten – altersangepasst und möglichst angstfrei. Das Childhood-Haus bietet darüber hinaus die Möglichkeit der Beratung und Vermittlung für betroffene Kinder und Jugendliche und ihre nichtbeschuldigten Angehörigen.

Im Childhood-Haus arbeiten verschiedene Professionen interdisziplinär zusammen, um betroffene Kinder und Jugendliche optimal zu beraten und zu betreuen. So kann eine Befragung im Childhood-Haus mithilfe neuester *gerichtsfester* Videotechnik eine Aussage des Opfers vor Gericht ersetzen und wiederholte Befragungen vermeiden. Die zentrale Idee des Konzeptes ist: *Alle kommen zum Kind.* Akteure aus den Bereichen Medizin, Justiz, Polizei und Jugendhilfe kommen im Childhood-Haus zusammen, um die interdisziplinäre und v. a. rechtliche Fallabklärung von Kindesmissbrauch in einem kindzentrierten Rahmen zu ermöglichen. Die betroffenen Kinder und Jugendlichen hingegen müssen die verschiedenen im Aufklärungsprozess relevanten Institutionen nicht mehr alle separat aufsuchen. Polizeiliche und richterliche Befragungen sowie Beratung und Vermittlung können zentral im Childhood-Haus gebündelt werden. Oberstes Ziel ist es, die Kinder und Jugendlichen vor möglichen Retraumatisierungen zu schützen. Durch gemeinsame Fallkonferenzen der verschiedenen Akteure können gemeinsam Bedarfe, Hilfs-, Unterstützungs- und Beratungsangebote sowie geeignete und notwendige Nachsorgeangebote vermittelt werden, um eine schnelle Hilfe für betroffene Kinder und deren Familien zu gewährleisten.

Das Childhood-Haus ist eine ausschließlich ambulante Einrichtung, die an die Klinik für Allgemeine Pädiatrie, Neonatologie und Kinderkardiologie der Universitätsklinik Düsseldorf angegliedert ist. Falls notwendig und noch nicht erfolgt, besteht auch die Option vor Ort eine medizinische Untersuchung zur Dokumentation vorzunehmen. Diese wird, falls notwendig, durch Ärztinnen und Ärzte aus der Kinderklinik, der Rechtsmedizin und/oder der Gynäkologie durchgeführt.

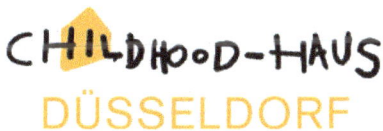

CHILDHOOD-HAUS
DÜSSELDORF

Abb. 1: Das Logo des Childhood-Hauses Düsseldorf.
© Universitätsklinikum Düsseldorf, Unternehmenskommunikation

3 Gesetzlicher Rahmen

Die Arbeit des Childhood-Hauses Düsseldorf orientiert sich an geltenden Vorgaben und Gesetzen. Als maßgeblich für die Arbeit gilt dabei die UN-Kinderrechtskonvention, insbesondere Artikel 12, welcher unter anderem die altersgerechte Anhörung eines Kindes in Verwaltungs- und Gerichtsverfahren vorschreibt. Das

Recht auf Anhörung vor Gericht wird darüber hinaus auch durch Artikel 103 des Grundgesetzes (GG) festgeschrieben. Weiterhin leistet das Childhood-Haus einen Beitrag zur Erfüllung des Rechtes auf körperliche Unversehrtheit gemäß des Artikels 2 Absatz 2 des GG und des Rechts des Kindes auf gewaltfreie Erziehung gemäß § 1631 Abs. 2 des Bürgerlichen Gesetzbuches (BGB). Das dort tätige Personal orientiert sich bei der Arbeit an den Rechten und Pflichten des § 4 des Gesetzes zur Kooperation und Information im Kinderschutz (KKG) sowie des § 8b Sozialgesetzbuch (SGB) Achtes Buch (VIII). Darüber hinaus werden im Rahmen der Anhörung minderjähriger Gewaltopfer verschiedene Angaben der Strafprozessordnung (StPO), des Gesetzes über die psychosoziale Prozessbegleitung im Strafverfahren (PsychPbG) der Polizeidienstvorschrift (PDV) 382 und bei Beteiligung des Familiengerichts das Gesetz über das Verfahren in Familiensachen und in den Angelegenheiten der freiwilligen Gerichtsbarkeit (FamFG) relevant. Diese werden im Folgenden zusammengefasst:

Bei der Befragung eines kindlichen Opferzeugens verfügen die Prozessbeteiligten nicht über das Recht, diese direkt zu befragen. Sie können lediglich Fragen an den Richter weiterleiten, welcher die Fragen nach eigenem Ermessen an die Kinder weiterleitet. Zudem kann gemäß § 168e StPO ein Zeuge ohne Anwesenheit der Anwesenheitsberechtigten in einem separaten Raum befragt werden, wenn dies für das „Wohl des Zeugen" von Bedeutung ist. In diesem Fall müssen zeitgleich Videoaufnahmen (Bild und Ton) übertragen werden, sodass die Möglichkeit besteht, weiterhin Fragen an den Richter zu übermitteln. Im Childhood-Haus wird ein separater Raum vorgehalten, welcher dem Beschuldigten unter Wahrung entsprechender Sicherheitsmaßnahmen die Teilnahme und Mitwirkung an der Befragung minderjähriger Opferzeugen ermöglicht.

Besonders relevant für die Arbeit des Childhood-Hauses ist die Möglichkeit, Video- oder Tonaufnahmen zu nutzen, wenn „damit die schutzwürdigen Interessen von Personen unter 18 Jahren sowie von Personen, die als Kinder oder Jugendliche durch eine der in § 255a Absatz 2 des Strafgesetzbuches (StGB) genannten Straftaten verletzt worden sind, besser gewahrt werden können" (§ 58a StPO). Paragraph 255a StPO besagt hierzu:

> In Verfahren wegen Straftaten gegen die sexuelle Selbstbestimmung (§§ 174 bis 184k des Strafgesetzbuches) oder gegen das Leben (§§ 211 bis 222 des Strafgesetzbuches), wegen Misshandlung von Schutzbefohlenen (§ 225 des Strafgesetzbuches) oder wegen Straftaten gegen die persönliche Freiheit nach den §§ 232 bis 233a des Strafgesetzbuches kann die Vernehmung eines Zeugen unter 18 Jahren durch die Vorführung der Bild-Ton-Aufzeichnung seiner früheren richterlichen Vernehmung ersetzt werden, wenn der Angeklagte und sein Verteidiger Gelegenheit hatten, an dieser mitzuwirken und wenn der Zeuge, dessen Vernehmung nach § 58a Absatz 1 Satz 3 in Bild und Ton aufgezeichnet worden ist, der vernehmungsersetzenden Vorführung dieser Aufzeichnung in der Hauptverhandlung nicht unmittelbar nach der aufgezeichneten Vernehmung widersprochen hat (§ 255a StPO).

Hieraus ergibt sich die Möglichkeit einer Befragung der Kinder und Jugendlichen außerhalb der Hauptverhandlung. Gemäß § 247a StPO kann dies zudem an einem anderen Ort stattfinden, um die Zeugen zu schützen. Minderjährigen Opferzeugen kann gemäß § 406g StPO und § 2 PsychPbG als „besonders schutzbedürftige Verletzte" (§ 2 PsychPbG) auf Antrag eine psychosoziale Prozessbegleitung beigeordnet werden. Prozessbegleiter:innen ist es dabei ausdrücklich nicht erlaubt, an der Aufklärung des Sachverhaltes mitzuwirken oder eine rechtliche Beratung der Opfer durchzuführen. Die Aufgabe der Prozessbegleitung ist es vielmehr, die Minderjährigen auch während der Zeugenaussagen psychosozial zu betreuen und zu begleiten. Dabei müssen Prozessbegleiter:innen stets Neutralität wahren und dürfen keinen Einfluss auf die Aussagen der Opferzeugen nehmen.

In Fällen der Schädigung von Minderjährigen ist in der Polizeidienstverordnung (PDV) 382 zur „Bearbeitung von Jugendsachen" festgehalten, dass die Ermittlungen in Verfahren, die Minderjährige involvieren, „tatzeitnah" stattfinden sollten. Die Aufklärung von Straftaten, bei denen Minderjährige beteiligt sind, sollen von entsprechend qualifizierten Mitarbeiterinnen oder Mitarbeitern bearbeitet werden, insofern diese verfügbar sind. Sollten diese nicht zur Verfügung stehen, sollte von einer Befragung von Kindern abgesehen werden, wenn durch diese keine unaufschiebbaren fahndungs- und ermittlungsrelevanten Erkenntnisse zu erwarten sind. Vernehmungen sollen so vorbereitet sein, dass, wenn möglich, nur *eine* Vernehmung stattfinden muss. Diese sollte so umfangreich sein, dass keine weiteren Vernehmungen notwendig werden und so die Belastung der Minderjährigen so gering wie möglich gehalten werden kann. Entsprechend soll die Vernehmung außerdem „in einer vertrauensvollen Atmosphäre" (PDV 382, 1997, 14) stattfinden. Sollten Kinder Opfer von sexualisierter Gewalt geworden sein, sollte vor Vernehmung die Staatsanwaltschaft involviert werden. Grundsätzlich können Kinder und Jugendliche bei der Vernehmung von ihren Eltern oder anderen Erziehungs- oder Personensorgeberechtigten begleitet werden. Sollte hier jedoch das Risiko einer Beeinflussung bestehen, ist es ratsam von der Begleitung abzusehen, wenngleich eine Teilnahme nicht untersagt werden darf. Gegebenenfalls ist auch die Begleitung durch eine andere Person möglich. Eine Begegnung mit anderen Zeugen oder dem Beschuldigten selbst sind nach der Polizeidienstvorschrift zu vermeiden. Auch ein gemeinsames Warten im Wartebereich oder kurze Begegnungen sollen vermieden werden. Der Mitschnitt von Audio- oder Videoaufnahmen der Vernehmung ist nur nach Zustimmung der Minderjährigen möglich (Polizeidienstvorschrift 1997).

4 Räumlichkeiten des Childhood-Hauses

Die Räume des Childhood-Hauses sind kindgerecht gestaltet. Eine Begegnung zwischen dem betroffenen Kind, bzw. seinen nicht beschuldigten Angehörigen und der oder dem Beschuldigten wird vermieden. Beschuldigte Personen erhalten über eine Außentür Zugang zum Gebäude. Die Kinder und Jugendlichen halten sich während ihres Besuchs im Childhood-Haus immer wieder für einige Zeit im Warteraum auf. Dieser gilt zum einen als Rückzugsort für die Betroffenen und ihre Angehörigen, zum anderen als Ort der Informationsweitergabe. Entsprechend der Idee *Alle Beteiligten kommen zum Kind* treten weitere Beteiligte hier mit dem Kind oder Jugendlichen in Kontakt. Für die Befragungen durch Polizei oder Justiz ist ein Raum eingerichtet, der mit der notwendigen Aufnahmetechnik ausgestattet ist. Der Bereich ist relativ reizarm und doch kindgerecht gestaltet, sodass die Kinder und Jugendlichen nicht von der Befragung abgelenkt werden (Abb. 2).

Während der richterlichen Vernehmung werden weitere Beteiligte (z. B. die Staatsanwaltschaft) vor Ort sein. Dafür gibt es einen Konferenzraum, in den die Aufnahmen der Vernehmung übertragen werden. Von diesem Raum aus wird die Vernehmungstechnik gesteuert.

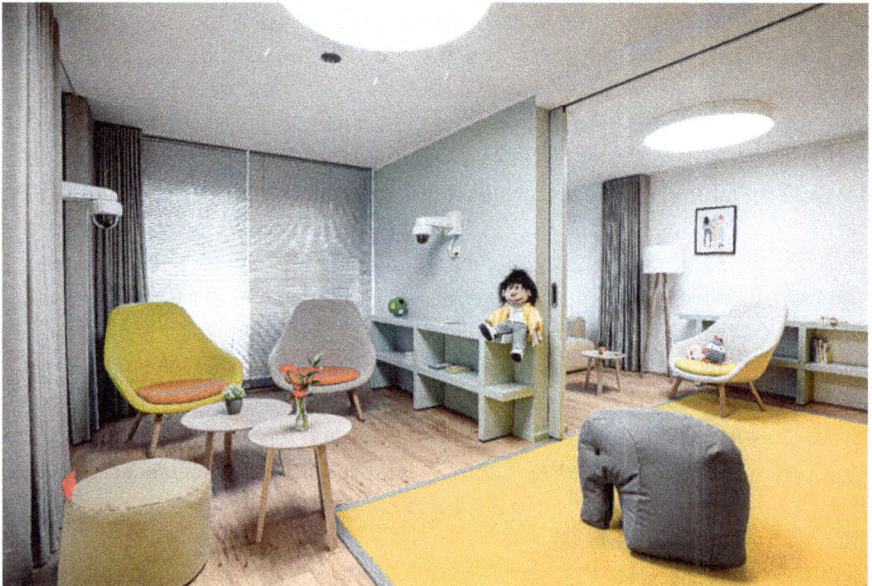

Abb. 2: Der Befragungsraum im Childhood-Haus Düsseldorf ist mit Kameras und Mikrophonen ausgestattet. © Universitätsklinikum Düsseldorf, Unternehmenskommunikation

Bei der richterlichen Vernehmung eines Opferzeugens muss der beschuldigten Person und der Verteidigung die Möglichkeit gewährt werden, an der Vernehmung teilzunehmen und Fragen zu stellen. Um eine Begegnung zwischen dem Opfer und der beschuldigten Person auszuschließen und somit eine Retraumatisierung des Kindes zu vermeiden, wird der beschuldigten Person ein Raum zur Verfügung gestellt, der eine deutliche Abgrenzung zu den vom Kind genutzten Räumen aufweist. Die beschuldigte Person wird auch nicht über den Haupteingang in das Gebäude geführt, sondern betritt das Gebäude über einen gesonderten Eingang an der Rückseite.

5 Zusammenfassung

Das Childhood-Haus optimiert die Zusammenarbeit aller im Kinderschutz arbeitenden Fachkräfte, indem es die unterschiedlichen Fachdisziplinen vernetzt und eine kindgerechte Umgebung schafft. Bei Bedarf lassen sich die notwendigen Kontaktmöglichkeiten mit der Koordinationsstelle des Childhood-Hauses Düsseldorf auf der Internetseite finden[1] (Abb. 3).

Abb. 3: QR-Code zur Internetseite des Childhood-Hauses Düsseldorf

Literatur

Heimann T, Ewert J, Metzner F, Sigmund F, Jud A, Pawils S (2021) Medizinischer Kinderschutz während des Corona-Lockdowns. Monatsschrift Kinderheilkunde 169:346–352.
Mairhofer A, Peucker C, Pluto L, Santen E, Seckinger M, Deutsches Jugendinstitut (2020) Kinder- und Jugendhilfe in Zeiten der Corona-Pandemie. DJI-Jugendhilfeb@rometer bei Jugendämtern. https://www.dji.de/fileadmin/user_upload/bibs2020/1234_DJI-Jugendhilfebarometer_Corona.pdf. Zugriff am 25. August 2021.

---

1 https://www.uniklinik-duesseldorf.de/patienten-besucher/klinikeninstitutezentren/klinik-fuer-allgemeine-paediatrie-neonatologie-und-kinderkardiologie/childhood-haus. Zugriff am 8. Oktober 2021.

Statistisches Bundesamt (Destatis) (2020) Statistiken der Kinder- und Jugendhilfe. Gefährdungseinschätzungen nach § 8a Absatz 1 SGB VIII. https://www.destatis.de/DE/
Themen/Gesellschaft-Umwelt/Soziales/Kinderschutz/Publikationen/Downloads-
Kinderschutz/gefaehrdungseinschaetzungen-5225123197004.pdf;jsessionid=
88079DDA089E23290350BBF7279EE9C2.live731?__blob=publicationFile. Zugriff am
07. September 2021.
Steinert J, Ebert C (2020) Gewalt an Frauen und Kindern in Deutschland während
COVID-19-bedingten Ausgangsbeschränkungen: Zusammenfassung der Ergebnisse.
https://www.kriminalpraevention.de/files/DFK/Praevention%20haeuslicher%20Gewalt/
2020_Studienergebnisse%20Covid%2019%20HGEW.pdf. Zugriff am 7. September 2021.
Polizeidienstvorschrift (PDV) 382 (1997) Bearbeitung von Jugendsachen. In: DVJJ-Journal. Zeitschrift für Jugendkriminalrecht und Jugendhilfe 1(155):5–21. https://www.dvjj.de/wp-
content/uploads/2019/08/PDV-382.pdf. Zugriff am 7. September 2021.

Maria Griemmert

Von Virenschleudern und Partygängern. Die mediale (Re-)Präsentation von Kindern und Jugendlichen in der Pandemie

Als Medizinhistorikerin am Institut für Geschichte, Theorie und Ethik der Medizin der HHU Düsseldorf beschäftige ich mich mit der Kindheitsgeschichte, und damit auch mit dem sich über die Zeit wandelnden gesellschaftlichen „Bild" vom Kind. Inwiefern die Corona-Pandemie Einfluss auf unser derzeitiges Kindesbild genommen hat und weiterhin nimmt, ist Teil meiner aktuellen Forschung.

Am 27. Januar 2020 wurde in Deutschland der erste Fall einer Erkrankung mit dem neuartigen Coronavirus bestätigt. Am 16. März 2020 begann der erste Lockdown, der die Lebenswelt von Kindern und Jugendlichen in hohem Maße veränderte: Schulen und Kindertagesstätten blieben für viele Wochen geschlossen, Kinderspielplätze wurden abgesperrt, Kinder- und Jugendhilfeeinrichtungen schlossen bzw. schalteten auf Notbetrieb und in öffentlichen Ämtern bestand ein Betretungsverbot für Kinder. Eltern waren angehalten, ihre Kinder nicht mit zum Einkaufen zu nehmen und möglichst nicht von den Großeltern betreuen zu lassen. Gerade Kinder, die altersbedingt noch keine Gänge allein bewältigen konnten, waren in dieser Zeit vollständig aus dem öffentlichen Raum ausgeschlossen (Bujans et al. 2021; Voigts 2020). In unzähligen Fenstern sah man während dieser Tage als Dokumentation der Selbstbeschränkung die bunten Regenbogen-Ausmalbilder mit dem Motto *Wir bleiben zu Hause.*

Wie und mit welchen Schwerpunkten wurden in diesen außergewöhnlichen Monaten familien- und jugendrelevante Themen in Deutschland medial adressiert, welche Narrative wurden bedient und welche Aspekte waren nur wenig präsent? Der nachfolgende Beitrag untersucht, welche Konjunkturen sich in der Berichterstattung zu Kindern und Jugendlichen am Beginn der Pandemie im deutschsprachigen Raum abzeichneten und welche(s) Bild(er) von Kindern und Jugendlichen zu Beginn der Corona-Pandemie in den Medien transportiert wurde.[1]

---

1 Untersucht wurde v. a. die Repräsentation kinder- und jugendrelevanter Themen in journalistisch erstellten online-Zeitungen und -News- sowie TV-Kanälen (vgl. Fußnote 2). Social-media-Beiträge, Kommentare in Meinungsforen usw. wurden nicht berücksichtigt.

Open Access. © 2022 Maria Griemmert [CC] [BY-NC-ND] Dieses Werk ist lizenziert unter der Creative Commons Attribution-NonCommercial-NoDerivatives 4.0 Lizenz.
https://doi.org/10.1515/9783110760361-012

1 Corona, Kinder und Schulen: Die Fieberkurve der Berichterstattung

In der Fieberkurve der Berichterstattung, die unangefochten vom Begriff *Corona* dominiert wurde, zeigten sich im Jahresverlauf 2020 sowohl deutliche Spitzen als auch Berichts-Täler (Abb. 1)[2]. Diese korrespondierten mit einer Vielzahl von Faktoren, wie z. B. mit akuten Maßnahmen zum Infektionsschutz, steigenden Inzidenzwerten, Veröffentlichungen neuer Studien, Ferienzeiten etc. In Bezug auf kinder- und jugendrelevante Themen erfuhr im gleichen Zeitraum der Begriff *Schulen* im quantitativen Vergleich die stärkste Berichterstattung mit den höchsten Nennungs-Frequenzen, auch *Kinder* war vergleichsweise stark vertreten.[3] Das Ringen um Schulschließungen oder (Wieder-)Öffnungen war in 2020 *der* große kinder- und jugendspezifische Themenkomplex. Diese wurden medial zunächst vor allem unter praktischen Gesichtspunkten diskutiert: Stellen sie Eltern vor ein Betreuungsproblem? Funktionieren Distanzlernen, Home-Schooling und Lernplattformen? Kann das Abitur stattfinden und was ist das *Corona-Abi* wert? (vgl. Voigts 2020).

Die Etikettierung als *Treiber der Pandemie* wurde in Bezug auf Schulen ab Frühsommer 2020 in die öffentliche Debatte eingebracht – ursprünglich in negierender Argumentation, dass Schulen und Kindertagesstätten eben keine solchen seien und darum geöffnet werden bzw. bleiben sollten. Seitdem tobt ein Streit um die Deutungshoheit darüber, ob diese Institutionen – und die sie besuchenden Kinder und Jugendlichen – nun als solche *Infektionstreiber* gelten müssen, oder

---

2 Erstellt wurden die Charts mit dem „cOWID plus Viewer" des Leibnitz Instituts für die deutsche Sprache, mit dem sich das sich wandelnde Vokabular deutschsprachiger Online-Pressemeldungen seit Beginn des Jahres 2020 explorieren lässt. In die Auswertung einbezogene Online-Zeitungen mit Print-Pendant: Focus Online, Frankfurter Allgemeine Zeitung / FAZ.net, Frankfurter Rundschau / fr.de, Süddeutsche Zeitung / SZon, Neue Zürcher Zeitung – Schweiz / NZZ.ch, Spiegel Online / SPon, Der Standard – Österreich / derstandard.at, tageszeitung, taz / taz.de, Die Welt/ Welt.de, Die Zeit/ ZON; online-Angebote ohne Print-Pendant: web.de, t-online.de, heise.de. Da es sich um eine Ressource zur deutschen Sprache und nicht Deutschlands handelt, wurden in die Auswertung der österreichische Standard und die Schweizer NZZ einbezogen. Quelle: https://www.owid.de/plus/cowidplusviewer2020. Zugriff am 28. September 2021.

3 Die hier nicht dargestellte Kurve für den Begriff *Kita* folgt insgesamt dem Verlauf der Schulen auf etwas niedrigerem Häufigkeits-Niveau; die Nennung des Begriffs *Jugendliche* wäre weit unterhalb der Kinder-Kurve angesiedelt. Andere einschlägige Begriffe des Jahres (z. B. Home-Office, Impfung) zeigten sich demgegenüber im quantitativen Vergleich 2020 deutlich abgeschlagen mit einem Bruchteil der Nennungsfrequenzen von *Schule/Kinder* (owid.de 2020; siehe auch Fußnote 2).

Gleitender Mittelwert mit Fenstergröße von 6 Tag(en)

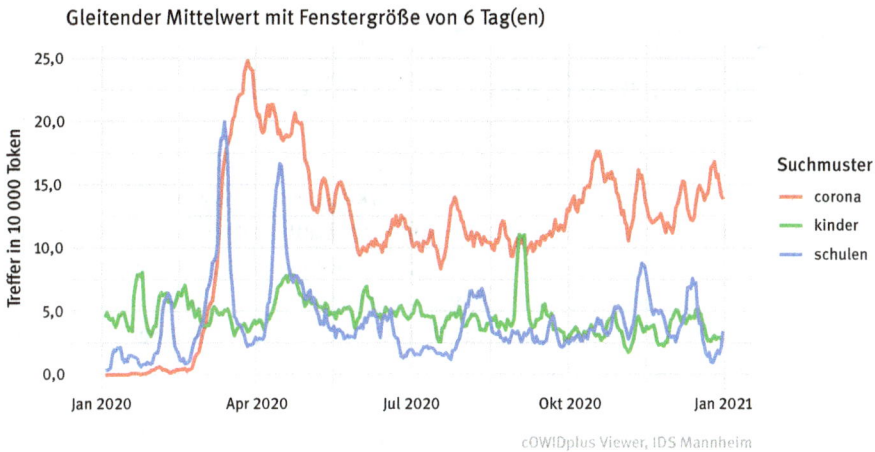

Abb. 1: Fieberkurven der Berichterstattung. Nennungshäufigkeit 2020 der Begriffe *Corona*, *Kinder* und *Schulen* in Pressemeldungen aus 13 deutschsprachigen Online-Medien (owid.de)

gerade nicht. Dieser Diskurs flammte 2020 immer dann neu auf, wenn neue Daten erschienen, aufgrund steigender Infektionszahlen politische Entscheidungen zu neuen Maßnahmen des Infektionsschutzes anstanden und/oder Ferienzeiten endeten.[4]

Insgesamt zeigte sich in 2020 eine starke Präsenz der Berichterstattung über Kinder hinsichtlich einer möglichen spezifischen Gefahr, die von ihnen als stille, selbst kaum erkrankende Virusüberträger für ihre Umwelt ausgehen könnte. In diesem Kontext ist auch der plakative und despektierliche, hier titelgebende Begriff des Kindes als *Virenschleuder* einzuordnen (vgl. Voigts 2020).[5] Wie kam es, dass Kinder – die mittlerweile in Bezug auf die Verbreitung von COVID-19 von diesem Vorwurf rehabilitiert wurden – im ersten Jahr der Pandemie so stark in den Fokus der medialen Aufmerksamkeit rückten?

---

4 Die diskursiven Scharmützel um das Label *Infektionstreiber* hat Adler in einer Diskursanalyse nachvollzogen (Adler 2021).

5 In der journalistischen Berichterstattung ist der drastische Begriff *Virenschleuder* vor allem in seiner Negation oder in Anführungszeichen zu finden. Exempl.: *Coronavirus: Sind Kinder „Virenschleudern"?* (Durach, 14.6.2020, merkur.de); *Weil wir nicht wissen, ob Kinder „Virenschleudern" sind, sollten Schulen öffnen* (Straubhaar, 11.6.2020, Welt.de); *Kinder sind keine Virenschleudern* (Bahnsen, 28.4.2021, ZON). Er hat aber vor allem auch in Meinungsforen und Kommentarspalten Eingang gefunden.

2 Kinder in der (in-)offiziellen Risikokommunikation um COVID-19

In einer Krise wie der Corona-Pandemie, die im Frühjahr 2020 ihren Ausgang nahm, nimmt die Risikokommunikation im Aufklärungsprozess um Gefahren und richtige Verhaltensweisen eine wichtige Rolle ein. Laut Weltgesundheitsorganisation beinhaltet sie den „Austausch von Informationen, Empfehlungen und Meinungen zwischen Experten und der Bevölkerung angesichts von Bedrohungen für ihre Gesundheit und/oder ihr wirtschaftliches oder soziales Wohlergehen" (WHO Definition, zitiert nach Loss et al. 2021).

Das vom Bundesministerium des Innern Mitte März 2020 in Auftrag gegebene Strategiepapier *Wie wir COVID-19 unter Kontrolle bekommen* (BMI 2020) stellte eine Art Leitfaden für die mediale Ansprache pandemiepolitischer Themen dar.[6] Kinder werden in diesem Dokument in Kapitel 4. *Schlussfolgerungen für Maßnahmen und offene Kommunikation* als gesondert anzusprechende Gruppe adressiert:

> 4 a. Worst case verdeutlichen!
> [...] Um die gewünschte Schockwirkung zu erzielen, müssen die konkreten Auswirkungen einer Durchseuchung auf die menschliche Gesellschaft verdeutlicht werden: [...]
> 2) „Kinder werden kaum unter der Epidemie leiden": Falsch. Kinder werden sich leicht anstecken, selbst bei Ausgangsbeschränkungen, z. B. bei den Nachbarskindern. Wenn sie dann ihre Eltern anstecken und einer davon qualvoll zu Hause stirbt und sie das Gefühl haben, Schuld daran zu sein, weil sie z. B. vergessen haben, sich nach dem Spielen die Hände zu waschen, ist es das Schrecklichste, was ein Kind je erleben kann. [...] (BMI 2020, 13)

Die ausdrückliche Kopplung von Ansteckungen durch soziale Interaktion mit dem Begriff der *Schuld* bürdet Kindern und Jugendlichen hier rhetorisch eine schwere Verantwortung für das (Über-)Leben ihrer Nächsten auf. Aus einer klassischerweise als zu schützend angesehenen Bevölkerungsgruppe werden Kinder und Jugendliche hier durch eine (Über-)Betonung ihrer „als gefährlich wahrgenommenen Körperlichkeit" (Alberth et al. 2021, 1) zu einer, vor der explizit die eigenen Eltern und Großeltern, aber auch die Gesellschaft geschützt werden müssten. Gleichzeitig rücken die eigenen Belange und Bedürfnisse von Kindern und Jugendlichen in den Hintergrund.

---

6 Am 27. März 2020 berichteten WDR, NDR und Süddeutsche Zeitung (Richter, Mascolo und Charisius, SZ, 27. März 2020); in den darauffolgenden Tagen weitere Medien (z. B. Alexander, Bewarder und Breyton 2020, Die Welt, 28. März 2020; Rosenfelder, Die Welt, 20.4.2020) über das Papier, das seit Ende April 2020 auf der Internetseite des Bundesministeriums des Innern online abrufbar ist (BMI 2020).

3 Jugendliche Partygänger: „Moral panics" 2020

Polizei beendet „Corona Partys": Söder mahnt und droht. (dpa/ SZ 17.3.2020)

Was passiert, wenn die Corona-Party weitergeht? Junge Menschen sind die Hauptträger des Coronavirus, das zeigen aktuelle Zahlen. Doch ausgerechnet sie tun sich schwer damit, ihr Verhalten der Krise anzupassen. (Baum und Fischer, ZEIT Campus 17.3.2020)

Jugendliche husten Senioren an und rufen „Corona" – nicht nur die Polizei ist entsetzt. (Mannheim24.de, 25.3.2020)

Im Frühjahr 2020 erschienen binnen weniger Wochen zahllose Medienberichte zu mutmaßlichen jugendlichen Verstößen gegen das Infektionsschutzgesetz. Sogenannte *Corona-Partys* feiernde Jugendliche standen hier im Fokus der Berichterstattung. Getrieben von missbilligenden Äußerungen verschiedener politischer Akteure wurde im Frühjahr 2020 durch die rein negative Präsenz von Jugendlichen in den Medien das Bild einer verantwortungslosen, egoistischen Generation entworfen, der es ohne Rücksicht auf Verluste vordringlich um ihren eigenen Spaß ginge (vgl. Voigts 2020; Gravelmann 2020).

Unter den Vorzeichen des beklagten jugendlichen Hedonismus wurde teils eine Spaltungstendenz des intergenerationellen Zusammenhaltes und ein dräuender Generationenkonflikt konstatiert. Hinter dem unverantwortlichen Verhalten der Jugend stecke demnach ein

gar unbarmherziges Kalkül: „Wir lassen uns doch nicht von denen, [...] der Risikogruppe, den Alten, den Spaß verderben. Weniger Alte, bedeutet das nicht auch mehr Rente für mich?" [...] Auch der Generationenkonflikt köchelt also im Hintergrund des Virusgeschehens. (Pauls 2020, zitiert nach Okunew und Theinert 2020)

Verschiedene Untersuchungen haben sich zwischenzeitlich der Frage angenommen, inwiefern dieses medial sehr aufgeregt diskutierte und skandalisierte jugendliche Verhalten wirklich systematischen Charakter hatte. Jugendstudien der jüngsten Zeit, wie z. B. der TUI-Stiftung (TUI 2020 und 2021) oder die Sonderauswertung der Studie *Junge Deutsche* (Schnetzer und Hurrelmann 2021) kommen übereinstimmend zu dem Schluss, dass die Jugendlichen in überwältigender Mehrheit die geforderten Distanz- und Hygiene-Vorgaben erfüllten. Gleichzeitig hielten die medial laut beklagten Ereignisse in einigen Fällen der näheren journalistischen Tatsachenüberprüfung nicht stand (vgl. Petter und Eberle 2021).

Worauf beruhte dann die massive Welle negativer Berichterstattung im Frühling 2020? Es kursieren verschiedenste Deutungsangebote für das Phänomen der harschen, zwischenzeitlich als überzogen entlarvten Jugendkritik, von denen einige im Folgenden in Kürze dargestellt werden:

- Die vorgebrachte Jugendkritik wird als uraltes Phänomen gedeutet, das seit (mindestens) der Antike zu allen Zeiten und in allen Gesellschaften zu finden sei (z. B. Warkus 2020).[7]
- Das Narrativ einer generellen jugendlichen Bereitschaft, sich aus Hedonismus gegen gesamtgesellschaftliche Interessen zu stellen, diene (für die zuschreibende ältere Generation) der Wiederherstellung der moralischen Ordnung: Nachdem 2019 die Fridays-for-Future-Bewegung den Finger in die Wunde legte und der älteren Generation implizit wie explizit vorwarf, nicht verantwortungsvoll mit der Zukunft ihrer Kinder und Enkelkinder umzugehen, werde nun durch das kategorisch als egoistisch abgeurteilte Verhalten der Jungen in der Pandemie die *moralische Ordnung* wiederhergestellt.[8]
- Die Autoren Okunew und Theinert sehen sich dagegen durch Merkmale der Berichterstattung an frühere mediale Skandalisierungen jugendlicher Normabweichungen erinnert. Im soziologischen Kontext wurde in den 1970er Jahren der Begriff der *moral panic* geprägt.[9] Dieser beschreibt ein Phänomen, das in der deutschen Geschichte z. B. für die Berichterstattung über die sog. *Halbstarken* präsent war: Merkmal dieses Phänomens ist die überproportionale mediale Skandalisierung von jugendlicher Normabweichung, deren Berichtsfülle und -charakter in keinem adäquaten Verhältnis zum tatsächlichen Vorfall steht. Gedeutet wird dieser Mechanismus als eine Art Katalysator gesellschaftlicher Ängste vor Veränderung. Der immense öffentlich-moralische Druck durch das Empörungspotential führt zu einer Stigmatisierung abweichenden Verhaltens und damit zu verstärkter sozialer Kontrolle (Okunew und Theinert 2020). Folgt man dieser Analyse, könnten Jugendliche hier also als *Sündenböcke* und Projektionsfläche für gesellschaftliche Ängste bezüglich der (Un-)Kontrollierbarkeit der Pandemie gedient haben (ähnlich der

---

7 Ein in diesem Zusammenhang mit diesem Argument häufig anzutreffender Verweis auf die Klage des Sokrates (469–399 v. Chr.) vor mehr als 2000 Jahren über eine faule, respektlose Jugend ohne Manieren hat sich zwischenzeitlich jedoch als Zitat-Erfindung des 20. Jahrhunderts herausgestellt (Warkus 2020; O'Toole 2010).

8 Der sich hier andeutende Diskurs um Generationengerechtigkeit erhielt in den folgenden Monaten eine weitere Wendung: Die vergleichsweise großen und (zumindest teilweise) fremdnützigen Opfer der jungen Generation zum Schutz der Älteren wurden anerkannt und darauf basierend Forderungen nach einer intergenerationellen Solidarität in Bezug auf z. B. Klimaschutzziele formuliert (vgl. ZDF 20.11.2020; Spittler 2020).

9 Der Soziologe Stanley Cohen untersuchte den medial aufgebauschten und skandalisierten Konflikt zweier rivalisierender Gruppen von devianten Jugendlichen im England der 1960er Jahre (Cohen 1972).

kurzzeitigen medialen Skandalisierung schlittenfahrender Familien wenige Monate später).

Aus welcher Quelle sich die mediale Empörungswelle genuin auch speiste, die sich ihrerseits im Nachgang den Vorwurf einer „von Ressentiments geleiteten Verleumdung der Jugendlichen und eine Verzerrung der Realität" (Klundt 2021, 100) einhandelte: Sie kann als Symptom einer Verhärtung und Verunsachlichung der Debattenkultur in einer gesellschaftlichen Krisensituation begriffen werden.

Zeigte sich in der Empörung(sbereitschaft) rund um deviantes Jugendverhalten die überproportional hohe mediale Präsenz eines – offenbar zumindest weitgehend herbeigeschriebenen – Phänomens, so gibt es andere kinder- und jugendrelevante Themen, die demgegenüber im gleichen Zeitraum eher unterrepräsentiert waren.

4 (Strukturelle) Gefährdungslagen 2020: Dunkelfeld der Berichterstattung

Gerade zu Beginn des ersten Lockdowns wurden Maßnahmen zur Pandemiebekämpfung, die Gefahren für das Kindeswohl mit sich brachten, medial nur wenig problematisiert.[10]

Der unvermittelte Entzug von Hilfe- bzw. Kontrollmechanismen, die darauf abzielen, vulnerable Kinder und Jugendliche aus besonders belasteten Familien zu schützen, hatte Folgen für das Kindeswohl in einer Reihe von Fällen (Holz und Richter-Kornweitz 2020). Gleichzeitig aber gingen Meldungen von Kindeswohlgefährdungen in diesem Zeitraum deutlich zurück (vgl. PM Statistisches Bundesamt vom 17.9.2021). Dieser hier entstehende *blinde Fleck* der medialen Agenda lässt sich u. a. mit der verstärkten Berichterstattung um die Bedrohungslage bezüglich des COVID-19 Virus erklären. Hier geschah offenbar eine Art *Agenda Cutting*, das

---

10 Einige Maßnahmen zum Infektionsschutz hatten einen direkten negativen Einfluss, gerade auf die Gruppe der besonders vulnerablen Kinder und Jugendlichen. Hierzu zählten 2020 z. B. die wochenlange und teilweise ersatzlose Schließung der Tafeln, deren Angebote nach eigenen Angaben ca. 500.000 Kinder regelmäßig bedürfen, das Aussetzen von Angeboten und Hilfestellungen der Jugendhilfe, das Aussetzen der Vorsorge- und Schuleingangsuntersuchungen, die als Anhaltspunkte für Entwicklungsstörungen und Misshandlungen dienen können, die längerfristige Unterbrechung von pädagogischen und therapeutischen Hilfen für Kinder mit besonderem Förderbedarf und ihre Familien, das Aussetzen von Besuchen von Familienhebammen, strikte Besuchsregeln in Kliniken, durch die Eltern und Kinder zum Teil für Wochen getrennt wurden etc. (vgl. Bujard et al. 2021).

andere Themenfelder längerfristig überlagerte bzw. in den Hintergrund treten ließ (Rieg 2020).

Das ohnehin große Dunkelfeld innerfamiliärer Gewalt entwickelte sich in der Krise, insbesondere durch die kontaktbeschränkenden Maßnahmen zum Infektionsschutz, zur völligen Blackbox, deren unmittelbare Bedrohlichkeit für Betroffene medial und politisch nur wenig Resonanz erfuhr.[11] Die zwischenzeitlich erhobenen Zahlen belegen, dass 2020 in Hinsicht auf die Gesamtzahl gemeldeter Kindeswohlgefährdungen – trotz der Meldelücke während der Kontaktbeschränkungen im Frühjahr – einen traurigen Rekord aufstellt (PM Statistisches Bundesamt vom 17.9.2021).

Exemplarisch soll hier kurz auf den *Fall Fabio* verwiesen werden, der vergleichsweise nur wenig mediale Resonanz erfuhr: Laut Medienberichten war der 5-jährige Junge im April 2020 in Mönchengladbach durch Gewalteinwirkung des Lebensgefährten seiner Mutter zu Tode gekommen. Umstände und Vorgeschichte der Tat enthalten Elemente, die in der Vergangenheit seit dem *Fall Kevin* 2006 regelmäßig zur medialen Skandalisierung ähnlicher Fälle führte, in denen „Vernachlässigung als Leittopos eines versagenden Kinderschutzes" aufgegriffen wurde (Görgen et al. 2013, 224).

Im *Fall Fabio* – wie auch in anderen ähnlich gelagerten Kinderschutzfällen – kam es unter dem Eindruck der Pandemie 2020 jedoch nicht zu hohen medialen Diskurskonjunkturen, die im Nachgang ein politisches *Agenda Setting* oder eine gesellschaftliche Debatte ausgelöst hätten.[12] Die auffällige Ruhe, die in diesem Zeitraum in Bezug auf die mediale Aufmerksamkeit für die Belange von Kindern und Jugendlichen und ihren Familien herrschte, hatte sich also als trügerisch erwiesen.

---

11 Anders stellt es sich bei den großen Missbrauchsskandalen der jüngsten Vergangenheit in Lügde (Winter 2018/19), Bergisch Gladbach (Herbst 2020), Münster (Juni 2021) dar, deren gesellschaftliches Empörungspotential durch die Dokumentation der Taten in Form der Erstellung kinderpornographischen Materials gesteigert wurde und in einem Gesetzgebungsverfahren mit der Zielsetzung eines besseren Schutzes von Kindern vor sexualisierter Gewalt mündete (Gesetz zur Bekämpfung sexualisierter Gewalt gegen Kinder, Bundesgesetzblatt Jahrgang 2021 Teil I Nr. 33; 22.6.2021, online abrufbar unter: https://www.bmjv.de/SharedDocs/ Gesetzgebungsverfahren/Dokumente/Bgbl_Bekaempfung_sexualisierte_Gewalt_gegen_Kinder. pdf. Zugriff am 28. September 2021).
12 Die mediale Berichterstattung um den Tod des Jungen beschränkte sich im April 2020 auf wenige, vorwiegend regionale Meldungen (exemplarisch für Art und Umfang der Berichterstattung, z. B.: Gruhn und Peters / RP 22.4.2020; Wojtuschak / Bild.de Regional Düsseldorf, 22.4.2020; RTL news.de, 24.4.2020). Der Gerichtsprozess im Winter 2020/21 erfuhr etwas mehr Aufmerksamkeit, die kritische Hinterfragung nach einer gesellschaftlich-politischen Verantwortung blieb jedoch die Ausnahme (vgl. Hell und Kampf / SZon, 3.12.2020; Sartory WDR 5 Westblick, 15.1.2021; Helmig / Brisant, NDR, 3.3.2021; Büscher und Henrichs / Welt.de, 11.10.2021).

5 Fazit und Ausblick

Kinder und Jugendliche dienten in der ersten Phase der Corona-Pandemie aufgrund ihrer früh erkannten geringen gesundheitlichen Gefährdungseinschätzung durch das neue Virus im deutschen medialen Diskurs verschiedentlich als *Mittel zum Zweck* pandemiepolitischer Maßnahmen und der zugehörigen Risikokommunikation.

Es zeigte sich, dass Kinder und Jugendliche zumeist als Mitglieder der – aus epidemiologischem Blickwinkel – nicht unproblematischen Institutionen Kita und v. a. Schule begriffen und adressiert wurden. Die (Über-)Betonung einer Verantwortlichkeit von Kindern und Jugendlichen für die Gesundheit der Älteren gegenüber ihrem eigenen Anspruch auf gesellschaftlichen Schutz und Teilhabe ist seit Pandemiebeginn als kontinuierlicher Subtext in der medialen Berichterstattung zu finden. Seinen Ausgang nahm dieses nur schwer zu revidierende Narrativ möglicherweise in der unmittelbar auf eine Gefährlichkeit der Kinder ausgerichteten Risikokommunikationsstrategie der Bundesregierung. Zu untersuchen wird sein, ob und in welchem Umfang diese Strategie in den Medien aufgegriffen wurde und, falls ja, welchen Einfluss sie auf das medial transportierte Bild des Kindes in der Pandemie und auch die getroffenen politischen Entscheidungen hatte und vielleicht noch immer hat.

Die Medienberichterstattung des nunmehr zweiten pandemischen Jahres 2021 im Hinblick auf Kinder und Jugendliche war seit Beendigung des zweiten Lockdowns zum einen geprägt von der ernüchternden Erkenntnis der vielfältig massiven negativen Auswirkungen der politischen Maßnahmen zum Infektionsschutz speziell auf diese Gruppe: In Hinsicht auf Faktoren, wie beispielsweise eine Verschlechterung der psychosozialen Gesundheit, den Anstieg von Kindeswohlgefährdungen, die Verringerung von Lebenschancen durch Bildungsdefizite und gebrochene Bildungsbiographien etc. gelten Kinder und Jugendliche inzwischen offiziell als Verlierer der pandemiepolitischen Maßnahmen in Deutschland.[13]

Neben diesen eher düsteren Rückmeldungen aus der Wissenschaft, von Ärzteverbänden und Kinderschutzorganisationen bestimmt im Herbst 2021, zum Zeitpunkt der Drucklegung dieses Bandes, jedoch vor allem eine Debatte um die Impfung der Unter-18-Jährigen zur Erreichung der erwünschten Impfquote den medial-politischen Diskurs über Kinder und Jugendliche. Es scheint, dass sie 2021 noch nicht aus der gesellschaftlichen Verantwortung entlassen werden.

---

13 Den Forschungsstand bis Mitte 2021 zu den „Belastungen von Kindern und Jugendlichen in der Corona-Pandemie" fassen Bujard et al. für das Bundesinstitut für Bevölkerungsforschung zusammen (Bujard et al. 2021).

Literatur

Adler D (2021) „Infektionstreiber" im Corona-Diskurs: Der diskursive Kampf um die Lasten der Pandemiebekämpfung In: DiscourseNet. Collaborative Working Paper Series (4). http://dx.doi.org/10.17613/2d40-4h45.

Alberth L, Bollig S, Schindler L (2020) Materialitäten der Kindheit: Analytische Sichtachsen auf Körper, Dinge und Räume. In: Bollig S, Alberth L, Schindler L (Hg) Materialitäten der Kindheit. Körper – Dinge – Räume. Wiesbaden: Springer VS (Kinder, Kindheiten und Kindheitsforschung), Band 22: 1–14.

Alexander R, Bewarder M, Breyton R (2020, 28. März) Geht es um den „Exit" – oder gar eine Verschärfung? Die Welt, S. 4. / Welt online https://www.welt.de/politik/deutschland/plus206852527/Corona-Geht-es-um-den-Exit-oder-gar-eine-Verschaerfung.html. Zugriff am 9. August 2021.

Bahnsen U (2021, 28. April) Kinder sind keine Virenschleudern. DIE ZEIT 18/2021 / ZEIT ONLINE https://www.zeit.de/2021/18/coronavirus-kinder-infektion-schule-israel-forschung. Zugriff am 9. August 2021.

Baum C, Fischer L (2020, 17. März) Was passiert, wenn die Corona Party weitergeht? Junge Menschen sind die Hauptträger des Coronavirus, das zeigen aktuelle Zahlen. Doch ausgerechnet sie tun sich schwer damit, ihr Verhalten der Krise anzupassen. ZEIT Campus online, https://www.zeit.de/campus/2020-03/coronavirus-junge-menschen-ausbreitung-verhaltensaenderung. Zugriff am 9. August 2021.

Bernhard A (2021) Lockdown und soziale Distanzierung – Anmerkungen zu einem (unfreiwilligen?) gesellschaftspädagogischen Experiment und seinen Folgen. In: Lutz R, Steinhaußen J, Kniffki J (Hg) Corona, Gesellschaft und Soziale Arbeit: Neue Perspektiven und Pfade. Weinheim: Beltz Verlagsgruppe, 49–60.

BMI (2020) Wie wir COVID-19 unter Kontrolle bekommen. Strategiepapier des Bundesministerium des Innern / März 2020. https://www.bmi.bund.de/SharedDocs/downloads/DE/veroeffentlichungen/2020/corona/szenarienpapier-covid19.html. Zugriff am 9. August 2021.

Büscher W, Hinrichs P (2021, 11. Oktober) Das lange Sterben des kleinen Fabio. Wenn der Staat versagt, Teil 3. Welt.de, https://www.welt.de/politik/plus234258332/Staatsversagen-in-Moenchengladbach-Das-lange-Sterben-des-kleinen-Fabio.html. Zugriff am 15. Oktober 2021.

Bujard M, von den Driesch E, Ruckdeschel K, Laß I, Thönnissen C, Schumann A, Schneider N. F. (2021) Belastungen von Kindern, Jugendlichen und Eltern in der Corona-Pandemie. Bundesinstitut für Bevölkerungsforschung (Hg) BIB. Bevölkerungs. Studien. https://www.bib.bund.de/Publikation/2021/pdf/Belastungen-von-Kindern-Jugendlichen-und-Eltern-in-der-Corona-Pandemie.pdf. Zugriff am 9. August 2021.

Charisius H, Mascolo G, Richter N. (2020, 27. März) Innenministerium dringt auf massive Ausweitung von Corona-Tests. Süddeutsche Zeitung online, https://www.sueddeutsche.de/politik/coronavirus-tests-strategie-1.4858950. Zugriff am 9. August 2021.

Cohen S (1972) Folk Devils and Moral Panics. St Albans: Paladin.

DPA (2020, 17.März) Polizei beendet „Corona Partys": Söder mahnt und droht. Süddeutsche Zeitung online, https://www.sueddeutsche.de/gesundheit/gesundheit-nuernberg-polizei-beendet-corona-partys-soeder-mahnt-und-droht-dpa.urn-newsml-dpa-com-20090101-200317-99-362067. Zugriff am 9. August 2021.

Durach F (2020, 14. Juni) Coronavirus: Sind Kinder „Virenschleudern"? Neue Studien zeigen eine klare Tendenz. Merkur.de, https://www.merkur.de/welt/coronavirus-kinder-schulen-ansteckung-virologe-sars-cov-2-studien-kitas-infektion-zr-13795106.html. Zugriff am 9. August 2021.

Görgen A, Griemmert M, Fangerau H (2013) Kindheit und Trauma: Medikalisierung und Skandalisierung im Umgang mit der Gewalt an Kindern. Trauma & Gewalt 7(3): 218–229.

Gravelmann R (2020) Jugend in Coronazeiten. Diskurse in Gesellschaft und Wissenschaft. In: Dialog Erziehungshilfe 04/2020. https://www.jugendhilfeportal.de/forschung/jugendforschung/artikel/jugend-in-coronazeiten-diskurse-in-gesellschaft-und-wissenschaft. Zugriff am 9. August 2021.

Gruhn A, Peters G (2020, 22. April) 23-Jähriger soll Fünfjährigen zu Tode geprügelt haben. RP online, https://rp-online.de/nrw/staedte/moenchengladbach/moenchengladbach-fuenfjaehriger-junge-tot-mann-23-soll-ihn-totgepruegelt-haben_aid-50176199. Zugriff am 9. August 2021.

Hell A, Kampf L (2020, 3. Dezember) Fall Fabio: Gefährdete Kinder, die wegen Corona niemand mehr sieht. / Fall Fabio: Jugendamt sieht keine Fehler bei sich. WDR online, https://www1.wdr.de/nachrichten/gefaehrdete-kinder-fabio-corona-100.html. Zugriff am 9. August 2021.

Helmig S (Redaktion, 2021, 3. März) „Urteil Mönchengladbach: 5-Jähriger zu Tode geprügelt" Brisant / Das Erste 12:00–12:25 Uhr, Beitrag in der Mediathek nicht mehr verfügbar.

Holz G, Richter-Kornweitz A (2020) Corona-Chronik – *Gruppenbild ohne (arme) Kinder*. Eine Streitschrift. Institut für Sozialarbeit und Sozialpädagogik e. V. (ISS). https://www.iss-ffm.de/fileadmin/assets/themenbereiche/downloads/Corona-Chronik_Streitschrift_final.pdf. Zugriff am 9. August 2021.

Klundt M (2021) Kinder, Kinderrechte und Kinderschutz im Corona-Kapitalismus. In: Lutz R, Steinhaußen J, Kniffki J (Hg) Corona, Gesellschaft und Soziale Arbeit: Neue Perspektiven und Pfade. Weinheim: Beltz Verlagsgruppe, 89–104.

Loss J, Boklage E, Jordan S, Jenny MA, Weishaar H, El Bcheraoui C (2021) Risikokommunikation bei der Eindämmung der COVID-19-Pandemie: Herausforderungen und Erfolg versprechende Ansätze. Bundesgesundheitsblatt Gesundheitsforschung, Gesundheitsschutz. 64(3):294–303, https://doi.org/10.1007/s00103-021-03283-3.

Mannheim24.de (2020, 25. März) Jugendliche husten Senioren an und rufen „Corona" – nicht nur die Polizei ist entsetzt. Mannheim24.de, https://www.mannheim24.de/region/corona-ekel-fall-radfahrer-spuckt-fussgaenger-gesicht-polizei-zeugen-ermittlungen-heidelberg-13619877.html. Zugriff am 9. August 2021.

Okunew N, Theinert N (2020) Die Pandemie als Generationenkonflikt? Von „Corona-Partys" und Moral Panics, in: Zeitgeschichte-online, https://zeitgeschichte-online.de/kommentar/die-pandemie-als-generationenkonflikt. Zugriff am 9. August 2021.

Pauls P (2020, 21. März) Corona in Deutschland. Das Ende der Komfortzone (2021) Deutschlandfunk, 06:05–06:10 Uhr; Transkript zitiert nach: Okunew u. Theinert 2020, https://www.deutschlandfunk.de/programmvorschau.281.de.html?drbm:date=21.03.2020. Zugriff am 9. August 2021.

Petter J, Eberle L (2021, 20. März) Die Wut auf Corona-Partys wächst – doch wie viele Feiern gibt es wirklich? DER SPIEGEL online/ bento.de, https://www.spiegel.de/panorama/corona-partys-wie-viele-feiern-gibt-es-wirklich-a-68fbfa4f-4fbd-403e-9900-6131a1169eae. Zugriff am 9. August 2021.

O'Toole G (2010) Misbehaving children in ancient times. https://quoteinvestigator.com/2010/ 05/01/misbehave. Zugriff am 9. August 2021.

Rieg T (2020) Desinfektionsjournalismus. Journalistik. Zeitschrift für Journalismusforschung. Heft 2/2020, 159–171. https://journalistik.online/ausgabe-2-2020/ desinfektionsjournalismus/.

Rosenfelder A (2020, 30.4.). Der Lohn der Angst. Kommentar. Die Welt, S. 8.

RTL news (2020, 24. April) Fall Fabio (†5): Was wusste das Jugendamt? RTL news.de, https:// www.rtl.de/cms/fall-fabio-5-was-wusste-das-jugendamt-in-moenchengladbach-4528678.html. Zugriff am 9. August 2021.

Salihi N (2020) Jugendbilder in Zeiten von Corona: Engagement, Verantwortung und Solidarität – jenseits von Corona-Partys. Jugendhilfeportal.de, https://www.jugendhilfeportal. de/fokus/coronavirus/artikel/jugendbilder-in-zeiten-von-corona-engagement-verantwortung-und-solidaritaet-jenseits-von-corona. Zugriff am 9. August 2021.

Sartory B (2021, 15. Januar) Der Fall Fabio. WDR 5 Westblick – aktuell. (3:40 Min.) https://www1. wdr.de/nachrichten/rheinland/prozess-fabio-revision-totschlag-100.html. Zugriff am 9. August 2021.

Schnetzer S, Hurrelmann K (2021) Jugend und Corona: Wie rücksichtsvoll verhalten sich die jungen Generationen? Sonderauswertung der Studie *Junge Deutsche 2021*. Kempten: DATAJOCKEY.

Spittler M (2020) Corona – Eine Generationenfrage? Beitrag zur TUI Jugendstudie 2020, https:// www.tui-stiftung.de/unsere-projekte/junges-europa-die-jugendstudie-der-tui-stiftung/ corona-eine-generationenfrage. Zugriff am 9. August 2021.

Straubhaar T (2020, 11. Juni) Weil wir nicht wissen, ob Kinder „Virenschleudern" sind, sollten Schulen öffnen. Kommentar. Welt online, https://www.welt.de/wirtschaft/ article209344491/Corona-Sind-Kinder-Virenschleudern-oder-Virenschlucker.html. Zugriff am 9. August 2021.

TUI Jugendstudie (2020, Oktober) Junges Deutschland in Zeiten von Corona. tui-stiftung.de, https://www.tui-stiftung.de/wp-content/uploads/2020/10/2020_YouGov_TUI-Stiftung_ Junges-Deutschland-in-Zeiten-von-Corona.pdf. Zugriff am 9. August 2021.

TUI Jugendstudie (2021, 16. Juni) Junges Europa 2021. So denken Menschen zwischen 16 und 26 Jahren. tui-stiftung.de, https://www.tui-stiftung.de/unsere-projekte/junges-europa-die-jugendstudie-der-tui-stiftung. Zugriff am 9. August 2021.

Voigts G (2020) Vom „Jugend vergessen" zum „Jugend ermöglichen": Bewegungs-, Beteiligungs- und Freiräume für junge Menschen in Corona-Zeiten. In: Forum Kind Jugend Sport 1 (2), 93–99. https://doi.org/10.1007/s43594-020-00022-5.

Warkus M (2020, 24. Oktober) Die Jugend von heute. Warkus' Welt, Spektrum.de, https://www. spektrum.de/kolumne/die-jugend-von-heute/1784201. Zugriff am 9. August 2021.

Wojtuschak U (2020, 22.April) Notarzt holt Polizei: Junge (5) zu Tode misshandelt? Bild.de, Regional/ Düsseldorf, https://www.bild.de/regional/duesseldorf/duesseldorf-aktuell/ moenchengladbach-junge-5-zu-tode-misshandelt-70208808.bild.html. Zugriff am 9. August 2021.

ZDF (2020, 20. November) Generationenkonflikt durch Corona: Vertieft die Pandemie die Gräben? Aspekte (4 Min.), Beitrag in der Mediathek nicht mehr verfügbar.

Anne Oommen-Halbach

Verankerung der Kinderrechte im Grundgesetz? Über die Geschichte und aktuelle Konjunktur einer Debatte

Als Ärztin für Kinder- und Jugendmedizin am Institut für Geschichte, Theorie und Ethik der Medizin der Heinrich-Heine-Universität Düsseldorf interessiere ich mich für Fragen des Kinderschutzes und der Kinderrechte aus medizinhistorischer, -theoretischer und -ethischer Perspektive. Während der COVID-19-Pandemie wurden die Freiheitsgrade von Kindern und Jugendlichen zu ihrem eigenen Schutz und dem Schutz Anderer erheblich eingeengt. Die vor diesem Hintergrund verstärkt geführte Diskussion um die Rechte der Kinder und deren mögliche Verankerung im deutschen Grundgesetz soll im vorliegenden Beitrag in einen historischen Zusammenhang eingebettet und verständlich gemacht werden.

1 „Neue" Sorgen um die Rechte der Kinder?

Im Mai 2020 warnte die Kinderkommission des Deutschen Bundestages davor, die Bedürfnisse und Rechte von Kindern nicht aus den Augen zu verlieren (Kommission zur Wahrnehmung der Belange der Kinder 2020). Hintergrund dieser Mahnung waren die seit Mitte März 2020 im Zuge der Corona-Pandemie erstmalig eingeführten Maßnahmen zum Infektionsschutz, die durch vorübergehende Schließungen von Bildungs-, Betreuungs- und Sporteinrichtungen den Alltag und die Lebenswelten von Kindern veränderten. Auch die Monitoring-Stelle UN-Kinderrechtskonvention des Deutschen Instituts für Menschenrechte formulierte eine Stellungnahme zu *Kinderrechte[n] in Zeiten der Corona-Pandemie*, in der sie im Hinblick auf Kinder und Jugendliche auf den Zielkonflikt zwischen dem Schutz der Gesundheit einerseits und der Wahrung persönlicher Freiheiten andererseits hinwies. Den Schutzrechten der Kinder sei das gleichzeitig bestehende „Recht auf soziale Kontakte, soziale Teilhabe, Spiel sowie frühkindliche und schulische Bildung" (Feige und Gerbig 2020, 3) gegenüber zu setzen, das in der UN-Kinderrechtskonvention festgeschrieben sei. Die Deutsche Akademie für Kinder und Jugendmedizin e. V. wies am 20. April 2020 darauf hin, dass „Kinder und Jugendliche [...] in den Entscheidungsprozessen [zu den Infektionsschutzmaßnahmen] nicht als Personen mit ebenbürtigen Rechten gesehen" worden seien (Deutsche Akademie für Kinder- und Jugendmedizin e. V. 2020). Schließlich berief sich das Bundesjugendkuratorium im Dezember 2020 in seinem Zwischenruf *Kinder- und*

ə Open Access. © 2022 Anne Oommen-Halbach [CC BY-NC-ND] Dieses Werk ist lizenziert unter der Creative Commons Attribution-NonCommercial-NoDerivatives 4.0 Lizenz.
https://doi.org/10.1515/9783110760361-013

Jugendrechte in der Krise stärken! (Bundesjugendkuratorium 2020) bereits auf erste Studienergebnisse, die zeigten, dass sich junge Menschen zu wenig in die Gestaltungsprozesse der Krisensituation einbezogen fühlten (Andresen et al. 2020). Hiermit werden nur einige wenige öffentliche Stellungnahmen zitiert, die angesichts der Maßnahmen zur Eindämmung der COVID-19-Pandemie auf die erforderliche Achtung der Kinderrechte im Allgemeinen hinwiesen.

Zu dieser generellen Diskussion gesellte sich in der Öffentlichkeit eine spezifische Debatte um die Verankerung von Kinderrechten im Grundgesetz (GG). Dieses bereits vor Beginn der Pandemie im März 2018 im Koalitionsvertrag der regierenden Parteien (Bundesregierung 2018, S. 21)[1] festgeschriebene Vorhaben gewann angesichts der Pandemie neue, tagesaktuelle Argumente. So wies etwa die Deutsche Akademie für Kinder- und Jugendmedizin darauf hin, die „bisherigen politischen Entscheidungen in der Krise zeigen einmal mehr, warum Kinderrechte in das Grundgesetz gehörten" (Deutsche Akademie für Kinder- und Jugendmedizin 2020, 1). Trotz dieser aktuellen Argumentationsanleihen handelt es sich nicht etwa um ein neues Anliegen, sondern um eine historisch entwickelte und in verschiedenen Nuancen bereits wiederholt geführte Auseinandersetzung.

Der folgende Beitrag möchte sowohl die Entwicklung und Diskussion um die Kinderrechte im Allgemeinen als auch die spezifische Frage der Verankerung von Kinderrechten im deutschen GG in einen historischen Kontext stellen. Hierzu sollen einige Entwicklungslinien und Protagonisten der Kinderrechtsbewegung insbesondere im 20. Jahrhundert im Überblick vor- und dargestellt werden.

2 Über die „vornehmste Aufgabe" des letzten Jahrhunderts

„Freie Kinder zu schaffen, wird die vornehmste Aufgabe dieses Jahrhunderts sein" (Rilke 2016, 73) – schrieb Rainer Maria Rilke im Jahr 1902 in seiner Rezension des im gleichen Jahr in deutscher Übersetzung erschienenen Buches *Das Jahrhundert des Kindes* (Key 1902) der schwedischen Pädagogin Ellen Key (1849–1926). Im Hinblick auf die Formulierung und Unterzeichnung wesentlicher internationaler Vereinbarungen, die in der Tat im 20. Jahrhundert geschaffen wurden, sollte Rilke recht behalten. Nichts desto weniger reichen die Anfänge der Kinderrechtsent-

---

1 Vgl. Bundesregierung (2018) 21: „Wir werden Kinderrechte im Grundgesetz ausdrücklich verankern. Kinder sind Grundrechtsträger, ihre Rechte haben für uns Verfassungsrang. Wir werden ein Kindergrundrecht schaffen."

wicklung in der Geschichte wesentlich weiter zurück. Zugleich scheint das Ziel der *freien Kinder* auch im 21. Jahrhundert noch nicht erreicht zu sein.

Die heutige Auseinandersetzung über die Rechte der Kinder bewegt sich in einem Spannungsfeld zwischen Forderungen nach Schutz und Fürsorge einerseits und Partizipation und Autonomie des Kindes andererseits. Am Beginn dieser Geschichte stand jedoch vornehmlich der Gedanke, dass das Leben von Kindern als solches schützenswert sei. Es sollte dabei weder im Besitz der Eltern noch im Besitz anderer Personen stehen, wie bereits Martin Luther (1483–1546) aus einer religiösen und später John Locke (1632–1704) aus einer philosophischen Perspektive schlussfolgerten (Liebel 2017, 31; siehe auch Alaimo 2002). Aber auch Forderungen nach gesellschaftlicher Partizipation von Kindern sind älter als gemeinhin angenommen, wie die bereits 1796 veröffentlichte Schrift *The Rights of Infants* von Thomas Spence (1750–1814) belegt, die insbesondere eine gesellschaftliche Teilhabe von Kindern unter wirtschaftlichen Aspekten nahelegte (Spence 1796). Die Impulse für kindliche Partizipationsrechte sind vielfältig und beschränken sich nicht auf den westlichen Kulturkreis. Manfred Liebel weist in diesem Zusammenhang auf Traditionen und Ordnungen in manchen Regionen Afrikas, in andinen Kulturen Südamerikas oder auch den Maya-Kulturen Mittelamerikas hin, die den Kindern eine altersunabhängige verantwortungsvolle Gesellschaftsposition und -rolle zuweisen. Dabei ist die Wahl eines Kindes als Bürgermeister eines Dorfes, wie sie im Hochland Boliviens und Perus bis heute üblich ist, ein besonders sprechendes Beispiel (Liebel 2017, 32).

2.1 Erste internationale Vereinbarungen

Zu den frühen internationalen Erklärungen zählte die Genfer Deklaration der Rechte des Kindes, die 1924 von der Vollversammlung des Völkerbundes verabschiedet wurde. Sie ist recht kurz und besteht aus fünf Absätzen, die vor allem den Schutz des Kindes in wirtschaftlicher, physischer und psychischer Hinsicht fordern. Dabei geht der Artikel 2 konkret auf den Schutz des hungernden, kranken, zurückgebliebenen, verirrten, verwaisten und verlassenen Kindes ein. Man könnte die Deklaration auch als eine Aufzählung von Verpflichtungen der Erwachsenen gegenüber dem verletzten oder verletzlichen Kind bezeichnen. Kinder wurden als Objekt der Fürsorge der Erwachsenen und des Staates und nicht als Träger eigener Rechte verstanden. „Die Gesetzgeber von Genf haben Rechte und Pflichten verwechselt" (Korczak 1999, 401) resümierte der jüdisch-polnische Kinderarzt, Pädagoge und Schriftsteller Janusz Korczak (1878/79–1942), dessen Ansprüchen an das *Recht des Kindes auf Achtung* – so der ins Deutsche übersetzte Titel seiner 1928 erstmals auf Polnisch erschienenen Schrift – die Genfer Deklaration nicht genügte.

Vordenkerin der Genfer Deklaration war die britische Pädagogin Eglantyne Jebb (1876–1928), die vor allem die infolge des ersten Weltkriegs notleidenden Kinder im Blick hatte. Sie gründete 1919 ein Komitee zum Kampf gegen die Hungersnot (*Fight the Famine Council*), aus dem noch im gleichen Jahr der *Save the Children Fund* hervorging, der internationale Hilfsprojekte für Kinder durchführte. Die *Save the Children International Union* schließlich einigte sich auf den Wortlaut der Deklaration, die in 37 Sprachen übersetzt wurde.

Nach der Auflösung des Völkerbundes 1948 verlor die Genfer Deklaration ihre völkerrechtliche Grundlage; sie wurde allerdings in die Kinderrechtsdeklaration der *International Union for Child Welfare* aufgenommen. Es schloss sich eine über zehnjährige Debatte darüber an, ob es einer gesonderten Kinderrechtserklärung bedürfe oder ob die Rechte der Kinder in der Allgemeinen Erklärung der Menschenrechte von 1948 ausreichend vertreten seien. 1959 wurde schließlich eine erweiterte Erklärung zum Schutz der Kinder durch die Generalversammlung der Vereinten Nationen (UNO) verabschiedet. Der Unterschied zur Genfer Deklaration bestand vor allem darin, dass die Kinder erstmalig als eigene Rechtsträger angesehen wurden, wenn sich die Inhalte auch weiterhin mehr auf den Schutz als auf ein Mitspracherecht der Kinder konzentrierten. Auch dieser Vertrag war, wie die vorhergehende Genfer Deklaration, in ihrer Rechtswirksamkeit noch nicht bindend (Wapler 2015, 80–81; Schmahl 2020, 56–57).

2.2 Forderungen nach kindlicher Autonomie und Partizipation

In den 1920er Jahren gab es aber ebenso schon Vordenker, die die Selbstbestimmung und gesellschaftliche Partizipation von Kindern forderten. Sie räumten dem Mitspracherecht eine höhere Priorität ein als dem Schutz der Kinder. Zu ihnen zählte Janusz Korczak, der nach kinderärztlicher Tätigkeit 1912 die pädagogische Leitung eines Warschauer Waisenhauses übernahm, wo er gemeinsam mit seiner Mitarbeiterin Stefa Wilczyńska (1886–1942) pädagogische Konzepte erarbeitete und praktizierte, die den Kindern im Zusammenleben weitreichende Selbstbestimmungsrechte einräumten. Hierzu zählte bspw. die Schaffung eines von Kindern geführten Parlaments sowie eines Kameradschaftsgerichts (vgl. Korczak 1999, 305).

Diesen im praktischen Erziehungskonzept gelebten Respekt vor der Würde des Kindes fasste Korczak auch in prägnante, für den damaligen wie heutigen Zeitgeist provokante Worte: In Anlehnung an die *Magna Charta Libertatum*, die 1215 dem englischen Adel grundlegende Freiheiten zusprach, formulierte Korczak eine *Magna Charta Libertatis*, in der er die Freiheitsrechte der Kinder auf drei wesentliche Aspekte kondensierte: „1. Das Recht des Kindes auf seinen Tod, 2. Das Recht des Kindes auf den heutigen Tag und 3. Das Recht des Kindes, das zu sein, wie es ist" (Korczak 1999, 45). Insbesondere das erste dieser drei Rechte scheint den in der Genfer Deklaration formulierten Bemühungen um den Schutz des Kindes zu widersprechen (Kerber-Ganse 2009, 31) und ist erklärungsbedürftig: Korczak wandte sich hier gegen eine die kindliche Freiheit einschränkende elterliche und erzieherische Überfürsorge von Kindern. Gemeint ist das Recht des Kindes auf sein eigenes, vom Willen der Erwachsenen unabhängiges Leben, in dem es sich nach kindlichem Ermessen auch gefährden darf. Korczaks „menschenrechtlich begründete Haltung zum Kind" (Kerber-Ganse 2009, 120) durchzieht sein vielfältiges pädagogisches Werk auch jenseits seiner explizit kinderrechtlichen Schrift (Korczak 1999).

Ähnlich revolutionär wie die Ansichten zu kindlicher Selbstbestimmung von Janusz Korczak waren die Forderungen der sog. *Moskauer Deklaration der Rechte des Kindes*, die im Februar 1918 verhandelt wurden (Liebel 2015). Im Kontext der Russischen Revolution wurden hier reformpädagogische Konzepte gefordert, die den Kindern eine mit den Erwachsenen nahezu gleichberechtigte Stellung in der Gesellschaft einräumten. Kinder sollten nicht nur ihre Meinung frei äußern können, sondern an allen sie betreffenden Entscheidungen beteiligt werden. Ihre Erziehung und auch ihre Erzieher selbst[2] sollten sie frei wählen können, womit ihnen sogar das Recht eingeräumt wurde, sich im Zweifelsfall von ihren Eltern zu trennen. Sie sollten ihren wachsenden Fähigkeiten und Neigungen entsprechend ins Bildungs- und Arbeitsleben involviert werden und frühzeitig eine aktive Stellung in der Gesellschaft einnehmen. Die Deklaration, ein in 17 Abschnitten ausformulierter Text, entstand aus der Arbeit einer Vereinigung sozial und politisch engagierter Pädagoginnen und Pädagogen, die sich *Freie Erziehung der Kinder* nannte und maßgeblich durch den russischen Pädagogen Konstantin Nikoleavich Ventcel (1857–1947) geprägt wurde. Mit dem Ziel einer freieren und gerechteren Gesellschaft wurden hierbei den Kindern Rechte eingeräumt, die nicht nur über die damaligen, sondern auch über die heute gesellschaftlich anerkannten Vorstellungen von Kinderrechten in einigen Punkten weit hinausgehen. Zwar hat diese Deklaration zu keinem Zeitpunkt offizielle Anerkennung erlangt, doch lassen sich Spuren ihres Konzeptes in der russischen Pädagogik finden, bspw. in

---

2 Eine ähnliche, wenn auch anders konnotierte Forderung findet sich in dem bereits erwähnten Klassiker von Ellen Key (Key 1902, 9–46: „Das Recht des Kindes, seine Eltern zu wählen"). Key verband dabei pädagogische mit eugenischen Absichten: Eltern sollten durch eine gezielte Wahl ihres Partners ein möglichst optimales Erbgut ihrer Nachkommen anstreben (Kerber-Ganse 2016, 23–25).

Form sogenannter Kinderclubs. In der Geschichte der Kinderrechte war die Moskauer Deklaration fast vergessen, wie sich bereits dem Untertitel des diesbezüglichen Beitrags von Manfred Liebel „aus der verborgenen Geschichte der Kinderrechte" entnehmen lässt (Liebel 2015; Liebel 2017, 37–39).

Noch weniger bekannt in der Geschichte der Kinderrechtsbewegung ist der koreanische Kinderpsychologe und Schriftsteller Bang Jung Whan[3] (1899–1931), dessen 1923 formulierte *Three Commitments for Children* auch als Koreanische Deklaration der Kinderrechte bezeichnet wurden (Lee und Jung 2015, 262). Sie enthalten sowohl Aspekte des Schutzes als auch der Selbstbestimmung von Kindern. Zu den Forderungen Bang Jung Whans zählte die gesellschaftliche Anerkennung des Respekts und der Würde von Kindern als menschliche Wesen (1), ein Verbot von bezahlter und unbezahlter Kinderarbeit (2) und schließlich die Schaffung und Bereitstellung von Spiel- und Lern(Frei)räumen für Kinder in Familie und Gesellschaft (3) (Lee und Jung 2015, 264–265).

Zusammenfassend lassen sich in der Kinderrechtsbewegung in der ersten Hälfte des letzten Jahrhunderts zeitgleich sowohl Bestrebungen nach vermehrtem Schutz und Fürsorge als auch nach Autonomie und Partizipation von Kindern ausmachen. Während erstere durch die Genfer Deklaration internationale Anerkennung erfuhren, erhielten letztere zeitgenössisch nur wenig Aufmerksamkeit.

3 Die Kinderrechtskonvention der Vereinten Nationen

Die Kinderrechtskonvention (KRK), die vor über 30 Jahren am 20. November 1989 von der UN-Generalversammlung angenommen wurde und bereits zehn Monate später in Kraft trat, gilt als erste international völkerrechtlich bindende Übereinkunft, die die Selbstbestimmungsrechte von Kindern konkret benennt.

Einen ersten, an der Erklärung von 1959 orientierten Entwurf zu einer solchen Übereinkunft lieferte Polen im Jahr 1979. Jedoch erst dessen 1980 revidierte und wesentlich liberalere Fassung sollte zur Grundlage für die Formulierung der späteren Kinderrechtskonvention werden. An deren Erstellung arbeiteten in den folgenden 10 Jahren die 43 Mitglieder der UN-Menschenrechtskommission, einige UN-Sonderorganisationen sowie einige Nichtregierungsorganisationen (NGO) mit (Schmahl 2020, 57–58).

---

3 Es existieren in der Literatur unterschiedliche Schreibweisen des aus dem Koreanischen übertragenen Namens.

Die komplexe Konvention aus insgesamt 54 Artikeln wird oft vereinfachend[4] als Gebäude dargestellt, in denen das Kindeswohl (Artikel 3) als übergeordnetes Anliegen (Dach) von den Säulen aus Schutz-, Förderungs- und Beteiligungsrechten gehalten wird. Dabei soll das Kindeswohl[5], verstanden als Gesamtwohl des Kindes hinsichtlich seines psychischen, emotionalen, sozialen, religiösen oder kulturellen Wohlergehens (Dörries, 2003), als Kriterium "bei allen Maßnahmen, die Kinder betreffen" (BMFSFJ 2018, 12), berücksichtigt werden. Neben diesem Kriterium des Kindeswohls wurden drei weitere Artikel als übergeordnete Grundprinzipien bezeichnet, zu ihnen zählen das Recht auf Gehör und Berücksichtigung der kindlichen Meinung (Art. 12), das Recht auf Entwicklung (Art. 6) sowie das Recht auf Nicht-Diskriminierung (Art. 2) (Krappmann 2019, 315).

Die inhaltlich vielfältigen Artikel der Konvention tragen der Komplexität des Kindseins Rechnung, das in einem Spannungsfeld zwischen einer entwicklungsbedingt abnehmenden Abhängigkeit und Schutzbedürftigkeit und einer zugleich wachsenden Fähigkeit zu Autonomie und Mitsprache verortet werden kann (Wapler 2015, 84–86; Oommen-Halbach und Fangerau 2019). Die verschiedenen, in der Konvention festgeschriebenen Rechte, zu denen wirtschaftliche, soziale, kulturelle, bürgerliche und politische Rechte gleichermaßen zählen, sind daher auch nicht teilbar.

Im Vergleich zu früheren internationalen Vereinbarungen, die Kinderrechte betreffen, unterscheidet sich die KRK vor allem durch ihre Rechtsverbindlichkeit und die Aufnahme von Autonomie- bzw. Partizipationsrechten der Kinder. Diese finden insbesondere Ausdruck in Artikel 12 (Berücksichtigung des Kindeswillens), Artikel 13 (Meinungs- und Informationsfreiheit), Artikel 14 (Gedanken-, Gewissens- und Religionsfreiheit) sowie Artikel 15 (Vereinigungs- und Versammlungsfreiheit).

Die Vereinbarungen der KRK sind bindend für Deutschland (KRK, Art. 4), vergleichbar mit dem Rang eines einfachen Bundesgesetzes – damit steht die Kinderrechtskonvention nach den innerstaatlichen Regeln in Deutschland *unter* dem GG. Und genau daran entzündet(e) sich eine Debatte, die seit der Gültigkeit der Kinderrechtskonvention in Deutschland – hier wurde sie im Jahr 1992 ratifiziert[6] – geführt wird.

---

4 Diese Darstellung wird der Komplexität der Konvention in einigen Aspekten nicht gerecht. Denn die Zuordnung der einzelnen Artikel und deren Absätze zu nur einer der drei Kategorien ist nicht immer zweifelsfrei möglich. Insbesondere Förderungs- und Beteiligungsrechte lassen sich nicht immer klar voneinander differenzieren.

5 Es wird in der internationalen Literatur und auch im englischen Wortlaut der Konvention als *best interests of the child* umschrieben.

6 Deutschland ratifizierte die KRK zunächst unter Vorbehalten, die erst 2010 zurückgenommen wurden.

4 Sollen Kinderrechte ins Grundgesetz und damit in die Verfassung aufgenommen werden?

Diese Debatte suggeriert zunächst einmal die Annahme, dass Kinder bislang vom GG ausgeschlossen seien. Jedoch sind Kinder – wie alle anderen Menschen auch – sehr wohl Grundrechtsträger. Sie werden allerdings als Rechtssubjekte mit ihrem – durch Entwicklung und Schutzbedürftigkeit bedingten – besonderen Status nicht explizit hervorgehoben (Artikel 6 und 7 erwähnen die Kinder zwar, aber nicht als Träger eigener Rechte, sondern vielmehr im Rahmen von Regelungen *über* Kinder im Kontext der Familie oder der Schule).

Der *UN-Ausschuss für die Rechte des Kindes*, ein Gremium, das die nationale Verwirklichung der Kinderrechtskonvention überprüft, empfahl bereits 2004 eine solche Verankerung zu überdenken. 10 Jahre später, im Jahr 2014, regte der gleiche Ausschuss an, der Kinderrechtskonvention im deutschen Recht einen höheren Rang zu verschaffen, ohne jedoch damit zwingend eine Grundgesetzänderung zu fordern (Wapler 2017, 9–10). Die *National Coalition Deutschland*, ein Netzwerk verschiedenster Nichtregierungsorganisationen und Initiativen zur Umsetzung der KRK, hingegen forderte eine explizite Grundgesetzänderung bereits mehrfach (National Coalition 2007; National Coalition 2019, 8–9).

Seit 1992 gab es vielfältige Vorschläge[7] unterschiedlicher Interessensvertretungen für eine derartige Grundgesetzänderung. Konkrete Formulierungsvorschläge betrafen meist den Artikel 6 (Rechte der Eltern im Kontext der Familie), seltener den Artikel 2 (Recht auf Entfaltung der Persönlichkeit, Recht auf Leben und körperliche Unversehrtheit) des GG. Ohne deren Formulierungen im Einzelnen zu betrachten, können die wesentlichen Regelungsabsichten und -ziele der unterschiedlichen Akteure aus Politik, Recht und Kinderrechts-orientierter Interessensvertretung in Anlehnung an die Expertise der Verfassungsrechtlerin Friederike Wapler folgendermaßen als Thesen verkürzt werden (Wapler 2017, 17–19):

1. Die Verankerung von Kinderrechten im GG verdeutlicht eine symbolische Aufwertung der Subjektstellung des Kindes, wodurch das öffentliche Bewusstsein für die Belange der Kinder gestärkt wird.
2. Die Verankerung von Kinderrechten im GG kann den Besonderheiten der kindlichen Entwicklung Rechnung tragen.

---

7 Eine chronologische Auflistung der konkreten Vorschläge und ihrer Autoren lässt sich nachlesen bei Wapler (2017) 13–17.

3. Die Verankerung von Kinderrechten im GG kann die Verantwortung des Staates für den Schutz und die Förderung kindgerechter Lebensbedingungen zum Ausdruck bringen.
4. Durch eine Verankerung von Kinderrechten im GG kann den Anliegen von Kindern im Kontext von behördlichen, gerichtlichen und politischen Entscheidungen im Sinne des Kindeswohlprinzips mehr Gewicht beigemessen werden (vgl. Artikel 3 Abs. 1 der KRK – Kindeswohlprinzip).
5. Die Verankerung von Kinderrechten im GG wird Kindern und Jugendlichen das Einklagen ihrer Rechte im Rahmen einer Verfassungsbeschwerde ermöglichen.
6. Die Verankerung von Kinderrechten im GG könnte die Aufwertung der Kindergrundrechte gegenüber dem Erziehungsrecht der Eltern bewirken.

In der Diskussion solcher Annahmen in Fachgremien aber auch in der breiten Öffentlichkeit erfolgte nicht selten eine Verquickung mit Anliegen und Gesetzesinitiativen des Kinderschutzes, z. B. mit dem am 1.1.2012 in Kraft getretenen Bundeskinderschutzgesetz.

Darüber hinaus wurden diese Debatten auch begleitet von Initiativen zur Festschreibung von Kinderrechten auf Landesebene. In den Landesverfassungen aller Bundesländer finden sich heute unterschiedliche Bestimmungen, die im weitesten Sinne die Kinderrechte betreffen (Monitoring-Stelle UN-Kinderrechtskonvention 2019).

4.1 Entwurf der Bundesregierung zur Änderung des Grundgesetzes (2021)

„Um aber die Sichtbarkeit von Kinderrechten und ihre Anwendung in der Praxis zu verbessern, sieht die Bundesregierung eine Änderung des GG als verfassungspolitisch sinnvolles und wichtiges Vorhaben an" (BMFSFJ 2019, 4). Auf der Basis dieser bereits im Koalitionsvertrag der regierenden Parteien festgelegten Absicht[8], verabschiedete das Bundeskabinett im Januar 2021 einen Gesetzentwurf, der eine Erweiterung des bestehenden Artikel 6, Absatz 2 vorsah.

> Pflege und Erziehung der Kinder sind das natürliche Recht der Eltern und die zuvörderst ihnen obliegende Pflicht. Über ihre Betätigung wacht die staatliche Gemeinschaft. (Grundgesetz für die Bundesrepublik Deutschland, Art. 6, Abs. 2)

---

8 Vgl. Fußnote 1.

Der bisherige Absatz beschreibt das Dreiecksverhältnis zwischen Kind, Eltern und Staat: Während die Eltern die Hauptverantwortung für ihre Kinder tragen, kommt der staatlichen Gemeinschaft die Aufgabe eines Wächters zu, der einspringt, wenn die Eltern ihren Pflichten nicht ausreichend nachkommen. Der jüngste Gesetzentwurf sah eine Ergänzung dieses Artikels um die folgenden Sätze vor:

> Die verfassungsmäßigen Rechte der Kinder einschließlich ihres Rechts auf Entwicklung zu eigenverantwortlichen Persönlichkeiten sind zu achten und zu schützen. Das Wohl des Kindes ist angemessen zu berücksichtigen. Der verfassungsrechtliche Anspruch von Kindern auf rechtliches Gehör ist zu wahren, die Erstverantwortung der Eltern bleibt unberührt. (Deutscher Bundestag 2021, Gesetzentwurf der Bundesregierung)

In diesem vielfach kritisierten Gesetzentwurf der regierenden Parteien, der flankiert wurde durch alternative Vorschläge der Oppositionsparteien, werden unterschiedliche, bereits in der Vergangenheit formulierte Anliegen miteinander vereint (insbesondere die oben in Thesen formulierten Anliegen unter 1, 2, 4 und 5). Zugleich enthält dieser Entwurf drei der vier Grundprinzipien der KRK (Recht auf Gehör, Recht auf Entwicklung, Kindeswohlprinzip).

Das Echo des Gesetzentwurfs fiel geteilt aus: Insbesondere aus verfassungsrechtlicher Sicht wurde darauf hingewiesen, dass es im GG keine Schutzlücken im Hinblick auf die Grundrechte der Kinder gäbe, noch nicht einmal hinsichtlich der Einklagbarkeit der Grundrechte der Kinder vor dem Verfassungsgericht (z. B. Wapler 2021, 27–28). Es handele sich also lediglich um eine symbolische Aufwertung der Stellung des Kindes im GG, die zudem sprachlich missverständlich und unzureichend formuliert sei (Wapler 2021).[9]

Verschiedene Organisationen aus der Kinder- und Jugendhilfe, der Medizin und der (Sozial) Pädagogik hingegen kritisierten den Gesetzentwurf, weil er weit hinter der Kinderrechtskonvention zurückbliebe: Die Deutsche Akademie für Kinder- und Jugendmedizin wies auf das gänzliche Fehlen des Förderaspektes hin. Auch entspräche eine „angemessene"[10] Beachtung des Kindeswohls nicht der in Artikel 3 der KRK formulierten „vorrangigen" Berücksichtigung (Deutsche Akademie für Kinder- und Jugendmedizin 2021). Das Aktionsbündnis Kinderrecht[11]

---

9 Noch schärfer in der Formulierung fiel die Ablehnung durch die Bundesrechtsanwaltskammer aus (vgl. Bundesrechtsanwaltskammer 2021).
10 In der Bundestagsdebatte am 15.04.2021 (erste Lesung) erläuterte Thorsten Frei die Formulierung „angemessen" im Gesetzentwurf mit folgendem Beispiel: Dies könne bedeuten, dass bspw. ein Kinderspielplatz verkleinert werden müsse, damit ein Krankenhaus vergrößert werden könne.
11 Hierzu gehören das Deutsche Kinderhilfswerk, der Deutsche Kinderschutzbund, UNICEF Deutschland sowie die Deutsche Liga für das Kind.

veranlasste einen Aufruf (Aktionsbündnis Kinderrecht 2021), der von einem breiten Bündnis verschiedenster Organisationen unterstützt wurde. Hier wurde insbesondere gefordert, die Kinderrechte in inhaltlich umfassender Form in einem eigenen Absatz im Grundgesetz zu verankern und nicht – wie bisher geplant – diese in einem Absatz mit dem Elternrecht zu verknüpfen.

Ein in der Debatte wiederkehrendes Element stellte die Sorge dar, die Grundgesetzänderung könne zu einer Veränderung des Gefüges aus Kind, Eltern und Staat zugunsten des Staates führen. Eine solche Sorge fand nicht nur Niederschlag in der Bundestagsdebatte, sondern auch in den Stellungnahmen der evangelischen und katholischen Kirchen (Stellungnahme des Kommissariats der Deutschen Bischöfe 2021; Evangelische Arbeitsgemeinschaft Familie 2021).

In der im Frühsommer 2021 kontrovers geführten Bundestagsdebatte konnte schließlich keine notwendige Mehrheit der Fraktionen für den Gesetzentwurf erzielt werden. Damit ging erneut eine Gesetzesinitiative zur Verankerung von Kinderrechten im Grundgesetz ergebnislos zu Ende. Dennoch hat auch diese Debatte zu einer stärkeren öffentlichen Aufmerksamkeit für die Partizipationsrechte von Kindern geführt.

5 Zusammenfassung

Der Diskurs um die Rechte der Kinder blickt auf eine lange Geschichte zurück, an dessen Anfang vor allem die Schutzrechte der Kinder standen. In den 1920er Jahren entstanden zeitgleich mit der ersten internationalen Vereinbarung zum Kinderschutz auch Forderungen nach gesellschaftlicher Emanzipation und Partizipation von Kindern. Jedoch erst die KRK der Vereinten Nationen vereinte Schutz- *und* Partizipationsrechte im Rahmen einer völkerrechtlich bindenden Konvention. Seit der Ratifizierung der KRK in Deutschland 1992 wurde über die Verankerung von Kinderrechten im Grundgesetz nachgedacht, zuletzt während der 19. Legislaturperiode der Bundesrepublik Deutschland.

Dabei stand die Diskussion um die Rechte der Kinder im Frühsommer 2021 unter dem Eindruck der Pandemie und den Infektionsschutzmaßnahmen, die im besonderen Maße die Lebenswelten von Kindern einengten. Hierbei wurde die im Verlauf des Pandemiegeschehens gewonnene Erkenntnis, dass Kinder und Jugendliche hinsichtlich ihrer Bedürfnisse zu wenig gehört und in die politischen Entscheidungen zum Infektionsschutz einbezogen worden waren (Andresen et al. 2020), auch als Argument für die Notwendigkeit der Verankerung von Kinderrechten im Grundgesetz verwendet (Deutsche Akademie für Kinder- und Jugendmedizin e. V. 2020, 1): „Die politischen Diskussionen und getroffenen Maßnahmen in

Deutschland haben gezeigt, dass Kinder als Träger:innen eigenständiger Rechte schnell übersehen werden" – resümierte die Monitoring-Stelle UN-Kinderrechtskonvention in ihrer Stellungnahme im Mai 2020.

Dabei fehlte die Stimme von Kindern und Jugendlichen bislang weitgehend nicht nur im Diskurs über ihre spezifischen Problemlagen in der Pandemie, sondern auch in der allgemeinen Auseinandersetzung um die Umsetzung von Kinderrechten.

In diesem Sinne ist es zu begrüßen, dass vor Erstellung des *Fünften und Sechsten Staatenberichts der Bundesrepublik Deutschland zu dem Übereinkommen der Vereinten Nationen über die Rechte der Kinder* im Jahr 2019 immerhin erstmalig Kinder und Jugendliche zu ihrer Perspektive als Betroffene befragt wurden (BMFSFJ 2019, 3).

Literatur

Aktionsbündnis Kinderrecht (2021) Kinderrechte ins Grundgesetz – aber richtig!, https://www.dkhw.de/fileadmin/Redaktion/1_Unsere_Arbeit/1_Schwerpunkte/2_Kinderrechte/2.17_Kinderrechte_ins_Grundgesetz/Appell_Kinderrechte_ins_Grundgesetz_-_aber_richtig_17-05-21.pdf. Zugriff am 24. September 2021.

Alaimo K (2002) Historical roots of children's rights in Europe and the United States. In: Alaimo K, Klug B (Hg) Children as equals: Exploring the rights of the child. University Press of America, Lanham (Maryland), 1–23.

Andresen S, Lips A, Möller R, Rusack T, Schröer W, Thomas S, Wilmes J (2020) Erfahrungen und Perspektiven von jungen Menschen während der Corona-Maßnahmen. Erste Ergebnisse der bundesweiten Studie JuCo. Universitätsverlag Hildesheim, Hildesheim.

Bundesjugendkuratorium (2020) Zwischenruf des Bundesjugendkuratorium. Kinder- und Jugendrechte in der Krise stärken (15.12.2020). https://bundesjugendkuratorium.de/data/pdf/press/bjk_zwischenruf_2020_jugendrechte_in_der_krise_stärken.pdf. Zugriff am 16. August 2021.

Bundesministerium für Familie, Senioren, Frauen und Jugend (BMFSFJ) (2018) Übereinkommen über die Rechte des Kindes. VN-Kinderrechtskonvention im Wortlaut mit Materialien. https://www.bmfsfj.de/resource/blob/93140/78b9572c1bffdda3345d8d393acbbfe8/uebereinkommen-ueber-die-rechte-des-kindes-data.pdf. Zugriff am 17. September 2021.

Bundesministerium für Familie, Senioren, Frauen und Jugend (BMFSFJ) (2019) Fünfter und Sechster Staatenbericht der Bundesrepublik Deutschland zu dem Übereinkommen der Vereinten Nationen über die Rechte des Kindes. https://www.bmfsfj.de/resource/blob/141860/7c8b22d6eed03d0b378f0bfb39bbedc1/5-und-6-staatenbericht-der-brd-zum-uebereinkommen-ueber-die-rechte-des-kindes-data.pdf. Zugriff am 20. September 2021.

Bundesrechtsanwaltskammer, Stellungnahme Nr. 16 (2021) Regierungsentwurf eines Gesetzes zur Änderung des Grundgesetzes zur ausdrücklichen Verankerung der Kinderrechte. https://brak.de/zur-rechtspolitik/stellungnahmen-pdf/stellungnahmen-deutschland/2021/februar/stellungnahme-der-brak-2021-16.pdf. Zugriff am 20. September 2021.

Bundesregierung (2018) Ein neuer Aufbruch für Europa. Eine neue Dynamik für Deutschland. Ein neuer Zusammenhalt für unser Land. Koalitionsvertrag zwischen CDU, CSU und SPD, 19. Legislaturperiode, Berlin. https://archiv.cdu.de/system/tdf/media/dokumente/koalitionsvertrag_2018.pdf?file=1. Zugriff am 16. August 2021.

Deutsche Akademie für Kinder- und Jugendmedizin e. V. (2020) Stellungnahme zu weiteren Einschränkungen der Lebensbedingungen von Kindern und Jugendlichen in der Pandemie mit dem neuen Coronavirus (SARS-CoV-2). https://www.dakj.de/wp-content/uploads/2020/04/2020-DAKJ-Stellungnahme-Lock-Down.pdf. Zugriff am 14. August 2021.

Deutsche Akademie für Kinder- und Jugendmedizin (DAKJ) Presseinformation (13.07.2021) Verankerung von Kinderrechten im Grundgesetz überfällig. https://www.dakj.de/pressemitteilungen/dakj-presseinformation-verankerung-von-kinderrechten-im-grundgesetz-ueberfaellig/. Zugriff am 21. September 2021.

Deutscher Bundestag (2021) Gesetzentwurf der Bundesregierung. Entwurf eines Gesetzes zur Änderung des Grundgesetzes zur ausdrücklichen Verankerung der Kinderrechte vom 19.01.2021. https://dserver.bundestag.de/btd/19/281/1928138.pdf. Zugriff am 17. September 2021.

Dörries A (2003) Der Best-Interest-Standard in der Pädiatrie – theoretische Konzeption und klinische Anwendung. In: Wiesemann C, Dörries A, Wolfslast G, Simon A (Hg.) Das Kind als Patient. Ethische Konflikte zwischen Kindeswohl und Kindeswille. Campus, Frankfurt am Main und New York, 116–130.

Evangelische Arbeitsgemeinschaft Familie (2021) Kinderrechte und Grundgesetz – eaf-Alternativvorschlag zum Erreichen der Zweidrittelmehrheit. https://www.eaf-bund.de/sites/default/files/2021-08/210119_PP_Kinderrechte_final.pdf. Zugriff am 15. September 2021.

Feige J, Gerbig S, Deutsches Institut für Menschenrechte, Monitoring-Stelle UN-Kinderrechtskonvention (2020) Stellungnahme Kinderrechte in Zeiten der Corona-Pandemie. Kinderrechtsbasierte Maßnahmen stützen und schützen. Kinder und Jugendliche in Krisenzeiten. https://www.institut-fuer-menschenrechte.de/fileadmin/Redaktion/Publikationen/Stellungnahme__Kinderrechte_in_der_Corona-Pandemie.pdf. Zugriff am 12. August 2021.

Grundgesetz für die Bundesrepublik Deutschland Art 6. https://www.gesetze-im-internet.de/gg/art_6.html. Zugriff am 21. September 2021.

Kerber-Ganse W (2016) Zur Geschichte der Kinderrechte. Zeitschrift für Museum und Bildung 80/81:21–32.

Kerber-Ganse W (2019) Die Menschenrechte des Kindes. Die UN-Kinderrechtskonvention und die Pädagogik von Janusz Korczak. Versuch einer Perspektivenverschränkung. Budrich, Opladen.

Key E (1902) Das Jahrhundert des Kindes: Studien. Fischer, Berlin.

Kommissariat der Deutschen Bischöfe (2021) Stellungnahme zum Entwurf eines Gesetzes zur Änderung des Grundgesetzes zur ausdrücklichen Verankerung der Kinderrechte BT-Drs.: 19/28138. https://www.kath-buero.de/files/Kath_theme/Stellungnahmen/2021/Stellungnahme_GE%20Aenderung%20des%20Grundgesetzes%20zur%20ausdruecklichen%20Verankerung%20der%20Kinderrechte_2021_05_17.docx.pdf. Zugriff am 15. September 2021.

Kommission zur Wahrnehmung der Belange der Kinder (Pressemitteilung) (2020) Bedürfnisse und Rechte von Kindern in der Pandemie nicht aus dem Blick verlieren. https://www.bundestag.de/resource/blob/694638/ac02d6edf056ef6bd6d111385fe1637d/Situation-der-Kinder-in-der-Coronapandemie-data.pdf. Zugriff am 12. August 2021.

Korczak J (1999) Das Recht des Kindes auf Achtung. In: Beiner F, Dauzenroth E (Hg) Sämtliche Werke Bd. 4. Gütersloher Verlagshaus, Gütersloh, 383–413.

Krappmann L (2019) Kinderrechte und Menschenrechte. In: Drerup J, Schweiger G (Hg) Handbuch Philosophie der Kindheit. J. B. Metzler, Stuttgart, 307–318.

Lee Y, Jung B (2015) Bang Jung Whan – The Korean Pioneer of Children's Rights. International Journal of Children's Rights 23:261–271.

Liebel M (2015) Die Moskauer Deklaration der Rechte des Kindes von 1918 – ein Beitrag aus der verborgenen Geschichte der Kinderrechte. Sozialwissenschaftliche Literatur-Rundschau. Zeitschrift für Sozialarbeit, Sozialpädagogik, Sozialpolitik und Gesellschaftspolitik 38:73–90.

Liebel M (2017) Kinderrechtsbewegungen und die Zukunft der Kinderrechte. In: Maier-Höfer C (Hg) Kinderrechte und Kinderpolitik. Fragestellungen der Angewandten Kindheitswissenschaften. Springer, Wiesbaden, 29–59.

Monitoring-Stelle UN-Kinderrechtskonvention (2019) Kinderrechte in den Landesverfassungen. https://landkarte-kinderrechte.de/kinderrechte-in-den-verfassungen-der-bundeslaender/. Zugriff am 20. September 2021.

National Coalition (2007) Diskussion zur Aufnahme von Kinderrechten in die Verfassung. https://netzwerk-kinderrechte.de/wp-content/uploads/2021/06/2007_-Kinderrechte_in_die_Verfassung.pdf. Zugriff am 17. September 2021.

National Coalition (2019) Die Umsetzung der UN-Kinderrechtskonvention in Deutschland, 5./6. Ergänzender Bericht an die Vereinten Nationen, 8–9. https://netzwerk-kinderrechte.de/wp-content/uploads/2021/06/2007_-Kinderrechte_in_die_Verfassung.pdf. Zugriff am 17. September 2021.

Oommen-Halbach A, Fangerau H (2019) Selbstbestimmung von Kindern in der Medizin. In: Drerup J, Schweiger G (Hg) Handbuch Philosophie der Kindheit. J. B. Metzler, Stuttgart, 274–281.

Rilke RM (2016) Das Jahrhundert des Kindes. In: Guth KM (Hg) Rainer Maria Rilke. Aufsätze und Rezensionen. Hofenberg, Berlin, 72–76.

Schmahl S (2020) Kinderrechte im internationalen Recht in Geschichte und Gegenwart. In: Richter I, Krappmann L, Wapler F (Hg) Kinderrechte. Handbuch des deutschen und internationalen Kinder- und Jugendrechts. Nomos, Baden-Baden, 55–67.

Spence T (1796) The rights of infants, http://www.thomas-spence-society.co.uk/rights-of-infants/. Zugriff am 18. August 2021.

Wapler F (2015) Kinderrechte und Kindeswohl. Mohr Siebeck, Tübingen.

Wapler F (2017) Kinderrechte ins Grundgesetz? In: Sachverständigenkommission 15. Kinder- und Jugendbericht (Hg.) Materialien zum 15. Kinder und Jugendbericht. Zwischen Freiräumen, Familie, Ganztagsschule und virtuellen Welten – Persönlichkeitsentwicklung und Bildungsanspruch im Jugendalter. https://www.dji.de/fileadmin/user_upload/bibs2017/15_KJB_Wapler_b.pdf. Zugriff am 17. September 2021.

Wapler F (2021) Und ewig grüßt das Kindeswohl. „Kinderrechte ins Grundgesetz": der Groundhog Day des Verfassungsrechts. https://verfassungsblog.de/und-ewig-grust-das-kindeswohl. Zugriff am 16. September 2021.

Autorenverzeichnis

Alexandru Agache, Dr. rer. nat., ist Vertretungsprofessor im Fachgebiet Psychologie an der Hochschule Düsseldorf, HSD University of Applied Sciences.
E-Mail: alexandru.agache@hs-duesseldorf.de

Menno Baumann, Prof. Dr., ist Professor für Intensivpädagogik an der Fliedner-Fachhochschule Düsseldorf, Berater und Sachverständiger im Kontext der Kinder- und Jugendhilfe und im Familienrecht.
E-Mail: baumann@fliedner-fachhochschule.de

Johanna Luisa Börgermann ist Landesvorstandsmitglied der Landesschüler*innenvertretung NRW und vertritt die 2,6 Millionen Schüler*innen des Bundeslandes.
E-Mail: johanna.boergermann@lsvnrw.de

Renate Bredahl ist Fachärztin für Kinder- und Jugendmedizin und leitet im Gesundheitsamt der Landeshauptstadt Düsseldorf das Sachgebiet Kinder- und Jugendgesundheit.
E-Mail: renate.bredahl@duesseldorf.de

Laurin Bremerich, B. A. Soziale Arbeit/Sozialpädagogik, ist Masterstudent Soziale Arbeit und Pädagogik mit Schwerpunkt Psychosoziale Beratung, Mitglied der Arbeitsgruppe Familienforschung, Hochschule Düsseldorf, HSD University of Applied Sciences.
E-Mail: familienforschung.soz-kult@hs-duesseldorf.de

Ulrich Deinet, Prof. Dr. rer. soc., Dipl.-Pädagoge, war Professor für Didaktik/Methodik der Sozialpädagogik an der Hochschule Düsseldorf, ist Co-Leiter der Forschungsstelle für sozialraumorientierte Praxisforschung und -entwicklung FSPE (fspe@hs-duesseldorf.de).
E-Mail: ulrich.deinet@hs-duesseldorf.de

Nico Dragano, Univ.-Prof. Dr., ist Direktor des Instituts für Medizinische Soziologie der Medizinischen Fakultät der Heinrich-Heine-Universität Düsseldorf.
E-Mail: dragano@med.uni-duesseldorf.de

Heiner Fangerau, Univ.-Prof. Dr. med., ist Direktor des Instituts für Geschichte, Theorie und Ethik der Medizin der Heinrich-Heine-Universität Düsseldorf.
E-Mail: heiner.fangerau@hhu.de

Nele Flüchter, Dipl. Pädagogin, ist Mitbegründerin der Elterninitiative #lautfürfamilien und Vorsitzende der Lobbyisten für Kinder – Die Partei für Kinder, Jugendliche und Familien.
E-Mail: nrw@lautfuerfamilien.de

Stephan Glaremin ist Jurist und leitet das Jugendamt der Landeshauptstadt Düsseldorf.
E-Mail: stephan.glaremin@duesseldorf.de

Yvonne Gormanns, B. A. Kindheitspädagogik, ist Masterstudentin Frühpädagogik, Mitglied der Arbeitsgruppe Familienforschung, WHK im Forschungsprojekt: Kinder als ‚Stakeholder' in Kindertageseinrichtungen – Studie zu den Sichtweisen der Kinder auf institutionelle Arrangements, Hochschule Düsseldorf, HSD University of Applied Sciences.
E-Mail: familienforschung.soz-kult@hs-duesseldorf.de

https://doi.org/10.1515/9783110760361-014

Maria Griemmert, Dr. biol. hum., ist Medizinhistorikerin und wissenschaftliche Mitarbeiterin am Institut für Geschichte, Theorie und Ethik der Medizin der Heinrich-Heine-Universität Düsseldorf.
E-Mail: maria.griemmert@uni-duesseldorf.de

Christine Joisten, Prof. Dr. med. Dr. Sportwiss., ist Allgemeinmedizinerin mit den Schwerpunkten Sport- und Ernährungsmedizin und Professorin an der Deutschen Sporthochschule Köln.
E-Mail: c.joisten@dshs-koeln.de

Birgit Mewes, Dipl. Sozialarbeiterin, ist systemisch-analytische Kinder- und Jugendlichentherapeutin und Paar- und Familientherapeutin (SG) bei der Jugend- und Elternberatung der Stadt Düsseldorf.
E-Mail: birgit.mewes@duesseldorf.de

Christian Nonhoff, Dr. med., ist Facharzt für Kinder- und Jugendmedizin – Neonatologie – Ernährungsmedizin am KiZ – KinderarztZentrum Düsseldorf-Ratingen.
E-Mail: mail@kiz-duesseldorf.de

Anne Oommen-Halbach, Dr. med., ist Fachärztin für Kinder- und Jugendmedizin und Medizinhistorikerin am Institut für Geschichte, Theorie und Ethik der Medizin der Heinrich-Heine-Universität Düsseldorf.
E-Mail: anne.oommen-halbach@uni-duesseldorf.de

Nicole Reese, Prof. Dr. jur., ist Professorin für Allgemeines Verwaltungsrecht, Arbeits- und Beamtenrecht sowie Öffentliches Dienstrecht an der Hochschule für Polizei und Verwaltung NRW (HSPV) an der Abteilung Bielefeld sowie Mitbegründerin der Elterninitiative #lautfürfamilien und Vorsitzende der Lobbyisten für Kinder – Die Partei für Kinder, Jugendliche und Familien.
E-Mail: nicole.reese@hspv.nrw.de

Esther Schäfermeier, Dr. rer. nat., ist Professorin für Psychologie mit dem Schwerpunkt klinische Psychologie des Kindes- und Jugendalters an der Hochschule Düsseldorf, HSD University of Applied Sciences.
E-Mail: esther.schaefermeier@hs-duesseldorf.de

Simone Weyers, Dr. phil., ist Medizinsoziologin an der Heinrich-Heine-Universität Düsseldorf.
E-Mail: weyerss@uni-duesseldorf.de

Dominik Wulf, Dr. med., ist Facharzt für Kinder- und Jugendmedizin und Kinderschutzmediziner an der Klinik für Allgemeine Pädiatrie, Neonatologie und Kinderkardiologie der Heinrich-Heine-Universität Düsseldorf.
E-Mail: dominik.wulf@med.uni-duesseldorf.de

www.ingramcontent.com/pod-product-compliance
Lightning Source LLC
Chambersburg PA
CBHW071352280326
41927CB00041B/3011

* 9 7 8 3 1 1 0 7 5 9 5 3 2 *